作業療法がわかる

PBL テュートリアル
Step by Step

編集 ● **宮前珠子**
聖隷クリストファー大学リハビリテーション学部作業療法学科・教授

新宮尚人
聖隷クリストファー大学リハビリテーション学部作業療法学科・学科長／教授

医学書院

作業療法がわかる PBL テュートリアル　Step by Step

発　行	2013年4月1日　第1版第1刷Ⓒ
編　集	宮前珠子・新宮尚人
発行者	株式会社　医学書院
	代表取締役　金原　優
	〒113-8719　東京都文京区本郷1-28-23
	電話　03-3817-5600（社内案内）
組　版	桂樹社
印刷・製本	永和印刷

本書の複製権・翻訳権・上映権・譲渡権・公衆送信権（送信可能化権を含む）は㈱医学書院が保有します．

ISBN978-4-260-01700-8

本書を無断で複製する行為（複写，スキャン，デジタルデータ化など）は，「私的使用のための複製」など著作権法上の限られた例外を除き禁じられています．大学，病院，診療所，企業などにおいて，業務上使用する目的（診療，研究活動を含む）で上記の行為を行うことは，その使用範囲が内部的であっても，私的使用には該当せず，違法です．また私的使用に該当する場合であっても，代行業者等の第三者に依頼して上記の行為を行うことは違法となります．

JCOPY 〈㈳出版者著作権管理機構　委託出版物〉
本書の無断複写は著作権法上での例外を除き禁じられています．複写される場合は，そのつど事前に，㈳出版者著作権管理機構（電話 03-3513-6969，FAX 03-3513-6979，info@jcopy.or.jp）の許諾を得てください．

執筆者一覧

● **編集**

宮前珠子　　聖隷クリストファー大学リハビリテーション学部作業療法学科・教授
新宮尚人　　聖隷クリストファー大学リハビリテーション学部作業療法学科・学科長/教授

● **執筆** (50音順)

澤田辰徳　　イムス板橋リハビリテーション病院リハビリテーション科・技士長
新宮尚人　　聖隷クリストファー大学リハビリテーション学部作業療法学科・学科長/教授
建木　健　　聖隷クリストファー大学リハビリテーション学部作業療法学科・助教
中路純子　　中部大学生命健康科学部作業療法学科・准教授
宮前珠子　　聖隷クリストファー大学リハビリテーション学部作業療法学科・教授
山﨑せつ子　兵庫医療大学リハビリテーション学部作業療法学科・学科長/教授

はじめに

　本書は，聖隷クリストファー大学リハビリテーション学部作業療法学専攻（2011年度より作業療法学科）における問題基盤型学習（problem-based learning，以下PBLと略す）方式による授業の導入経験をまとめたものである．

　専門知識・技術は日進月歩で，半減期は6年とされる現在，知識を記憶させる教育ではなく，学生が問題意識をもって能動的に学習し習慣づける教育が必要とされている．それを実現する方法として，現在広く世界的に医学教育に取り入れられているのがPBLである．PBLは，「1匹の魚は1日の空腹を満たすにすぎないが，魚の釣り方を知っていれば一生飢えることはない」という中国の古いことわざを実現するものと考えられている．

　聖隷クリストファー大学リハビリテーション学部は2004年に開設されたが，作業療法学専攻では，その1年前から就任予定の教員間で，「PBLの利点」に関する価値観を共有し，専門教育にPBLを導入することを決め，準備を始めた．

● PBLの利点の確認と価値観の共有

① 提示されたシナリオから自ら学習課題を明らかにし問題解決に取り組むため，学生の興味を喚起し，主体的学習を進めることができる．

② 小グループによるディスカッションや共同作業によって学習を進めるため，コミュニケーション能力を身につけることができる．

③ 「1匹の魚は1日の空腹を満たすにすぎないが，魚の釣り方を知っていれば一生飢えることはない」という中国のことわざに示されるように，単なる知識の記憶でなく，自ら調べる習慣を身につけることができ，将来起こりうるどのような問題にも対処できる能力を獲得できる．

ハード面では，少人数によるグループワークができるように新校舎の設計段階からゼミ室を必要数準備し，ソフト面では，さまざまなPBL書籍を購入し参考にするとともに，PBLを全面的に取り入れている岐阜大学医学部医学科の授業見学，岐阜大学医学教育開発センター主催によるPBLワークショップへの参加，作業療法士養成教育にPBLを導入している海外4大学の授業見学と情報収集を行ってきた．それらの情報を参考にしつつ授業内容と展開を考え，また，自身の経験の振り返りから改訂を繰り返し現在の形になってきている．

　なお，見学した海外の大学は次のとおりである．
- シンガポール，ナンヤン理工学院（2004年）
- カナダ，マクマスター大学（2004年）
- オーストラリア，ラ・トゥローブ大学（2006年）
- オーストラリア，チャールズスタート大学（2006年）

　各学校の事情によりさまざまな形態が用いられていることを知った．それぞれの内容と特徴については，資料編（p.155）で紹介する．

　本学作業療法学専攻のカリキュラムは，「教養基礎科目，専門基礎科目，専門科目」によって構成されているが，PBLによる授業は，このうち作業療法士の教員が担当する作業療法専門科目について行うこととした．専門科目は，1年次春学期の「作業療法概論1」から始まり，身体障害系作業療法学，精神障害系作業療法学，発達障害系作業療法学，そして老年期障害系作業療法学などである．

　シナリオはそれぞれの授業担当者が，自らの臨床経験，市販のビデオ教材の症例，近隣施設の作業療法士の協力，カナダのマクマスター大学から購入した作業療法のシナリオなどを参考に脚色し，作成してきた．

　本書の内容は2004年にリハビリテーション学部が開設されてから行ってきたことをまとめたものである．当初本学に在籍し，本書の執筆に加わった数名の教員はその後他の大学などに移ったが，本学のPBLの取り組みはその後も変わらず続いている．

本書の構成は次のとおりである．

- はじめに
- 序章
  PBL（問題基盤型学習）で学ぶ作業療法
- Part 1　実践ガイド編
  Ⅰ：作業療法学概論
  Ⅱ：身体障害の作業療法
  Ⅲ：精神障害の作業療法
  Ⅳ：発達障害の作業療法
  Ⅴ：老年期の作業療法
- Part 2　解説編
  Ⅰ：PBLへのチャレンジ体験記
  Ⅱ：聖隷クリストファー大学でのPBLの環境と構造
- Part 3　資料編
  作業療法教育におけるPBL海外視察
- おわりに

　Part 1 実践ガイド編の各章の構成は，前半部分でそれぞれの科目全体について解説をし，後半部分で実際に使っているシナリオを紹介している．

　前半部分では科目の考え方，シラバス，授業スケジュールなどを示し，後半部分のシナリオでは，実際に授業で用いたシナリオとPBLの進め方，テューターの役割，テューターガイド，フィードバック用紙など，具体的なものを紹介した．「PBLの舞台裏」では，経験に基づく苦労話や工夫などを紹介し，またいくつかの科目で学生のPBL授業に対する評価結果を紹介した．

　本書は必要に応じてどこからでも使うことができるが，単にシナリオだけ利用するのでなく序章や各章の前半部分から読んでいただければ理解がより深まり，効果的な使い方ができるのではないかと思っている．序章では，なぜ従来の講義型の授業スタイルに代わって問題基盤型学習（PBL）というものが発展してきたかについて述べているので，興味のある方はお目通しいただきたい．各章の前半部分に目を通していただければ，その科目の全体構成におけるPBLの位置づけがご理解いただけると思う．Part 2 解説編には本学での経験を述べたさまざまな資料を示しているので，興味のある部分か

ら読んでいただければ幸いである．

　本書は，数年間をかけて執筆したため，執筆者の半数は他大学・病院へ異動しており，また，当初「作業療法学専攻」で始まったものが今は「作業療法学科」になり，さらに，2年前まで1コマ90分であった授業が現在は80分になっているなど少なからず執筆当初より変化している．これらの点については執筆者がどの時点で書いたかによって齟齬があると思われるが，あえて統一せずそのままにしたのでご了承いただきたい．

　本書は当初，聖隷クリストファー大学リハビリテーション学部長である小川恵子教授の勧めにより医学書院に出版を引き受けていただき，当時作業療法関係書籍の担当であった青木大祐氏に大変お世話になった．青木氏の励ましなしには本書の出版は実現しなかったものであり，心から御礼申し上げる．その後医学書籍編集部の北條立人氏が担当されることになり，氏の緻密な計画によりついに出版にこぎ着けることができた．この間，全体調整を担当していただき大変お世話になった北條氏と，綿密な文章チェックを担当して下さった制作部川口純子氏に心から感謝申し上げたい．
　本書が作業療法教育推進の一助になれば幸いである．

2013年3月

宮前　珠子

本書で紹介されているシナリオの登場人物はすべて仮想人物であるが，授業では現実感を重視し，シナリオには「仮名」などの表記はつけていない（p.20参照）．本書でも全体に渡りそれに準拠した形をとることとする．

目次

はじめに ……………………………………………… 宮前珠子　V

序章 PBL（問題基盤型学習）で学ぶ作業療法 ……………………… 宮前珠子　1
1. 学習の持続率 ……………………………………………………… 1
2. 知識の陳旧化 ……………………………………………………… 2
3. 動機づけ …………………………………………………………… 3
4. 医学教育カリキュラムモデルの歴史的変化 ……………………… 4
5. 成人教育の特徴 …………………………………………………… 4
6. 教育目標分類（タキソノミー） ………………………………… 5
7. まとめ ……………………………………………………………… 5
8. おわりに …………………………………………………………… 5

Part ❶ 実践ガイド編

Ⅰ 作業療法学概論 ………………………………………… 宮前珠子　10
1 ガイダンス ………………………………………………………… 10
　1. 作業療法学概論の構成 …………………………………………… 12
2 作業療法学概論のシナリオ ……………………………………… 16
　シナリオ 1. 作業療法とは何か？ ………………………………… 16
　シナリオ 2. ケンジ君の場合 ……………………………………… 20
3 PBLの舞台裏 …………………………………………………… 23

Ⅱ 身体障害の作業療法 ……………………………………… 澤田辰徳　26
1 ガイダンス ………………………………………………………… 26
　1. 身体障害作業療法の歴史 ………………………………………… 26
　2. 身体障害作業療法の考え方とその過程 ………………………… 27
　3. 身体障害作業療法のPBLで学ぶこと …………………………… 31
　4. 身体障害作業療法のPBL教育を行う教員に向けて …………… 32

- **2** 身体障害のシナリオ ……… 35
  - シナリオ1．脳卒中 ……… 35
  - シナリオ2．脊髄損傷 ……… 40
- **3** PBLの舞台裏 ……… 42
- **4** 受講生からのフィードバック ……… 47
- **5** 身体障害臨床実習終了後の学生へのインタビュー ……… 48

III 精神障害の作業療法　　　　　　　　　　　　新宮尚人　54

- **1** ガイダンス ……… 54
  - 1．精神保健医療福祉の流れと作業療法 ……… 54
  - 2．精神障害の特性と作業療法の役割 ……… 55
- **2** 精神障害のシナリオ ……… 60
  - シナリオ1．神経症性障害（パニック障害）　高橋さん ……… 60
  - シナリオ2．統合失調症　浅川陽子さん① ……… 63
  - シナリオ3．統合失調症　浅川陽子さん② ……… 64
  - シナリオ4．統合失調症　浅川陽子さん③ ……… 65
  - シナリオ5．気分障害（うつ病）　神谷さん① ……… 66
  - シナリオ6．気分障害（うつ病）　神谷さん② ……… 66
- **3** PBLの舞台裏 ……… 68
  - 1．授業展開の順序 ……… 68
  - 2．授業展開の工夫 ……… 68
- **4** 受講生からのフィードバック ……… 73
  - 1．精神障害作業療法の授業に対するアンケート結果 ……… 73
  - 2．まとめ ……… 77

IV 発達障害の作業療法　　　　　　　　　　　　中路純子　79

- **1** ガイダンス ……… 79
  - 1．「発達障害」という言葉について ……… 79
  - 2．発達障害がある子どもと付き合うということ ……… 80
  - 3．「育てる」ということ ……… 81
- **2** 発達障害のシナリオ ……… 84
  - シナリオ1．重症心身障害児の食事 ……… 84
  - シナリオ2．成人へと成長する過程の考察 ……… 87
- **3** PBLの舞台裏 ……… 90
- **4** 受講生からのフィードバック ……… 93

V 老年期の作業療法　　　　　　　　　　　　　　　　　　　　　　建木　健　97

- **1** ガイダンス ……………………………………………… 97
  - 1．老年期作業療法を取り巻く社会 …………………… 97
  - 2．介護保険制度と高齢者にかかわる作業療法士数 …… 97
  - 3．介護保険制度下における作業療法の変化 ………… 97
  - 4．老年期における作業療法の枠組み ………………… 98
  - 5．老年期における作業療法の現状 …………………… 100
- **2** 老年期のシナリオ ……………………………………… 103
  - シナリオ1．老いることによる喪失 …………………… 103
  - シナリオ2．老い ………………………………………… 103
  - シナリオ3．トップダウンアプローチと
 　　　　　　ボトムアップアプローチの理解 …………… 104
  - シナリオ4．作業療法の多様性 ………………………… 106
  - シナリオ5．老年期障害シナリオ（脳卒中）…………… 106
  - シナリオ6．老年期のOTにかかわる
 　　　　　　作業療法士のジレンマ ……………………… 109
- **3** PBLの舞台裏 …………………………………………… 117
- **4** 受講生からのフィードバック ………………………… 120

Part ❷ 解説編

I PBLへのチャレンジ体験記　　　　　　　　　　　　　　　　山﨑せつ子　126

- **1** PBLとの出あいと戸惑い ……………………………… 126
- **2** 授業の実践 ……………………………………………… 131
  - 1．形成的評価と総括的評価 …………………………… 131
  - 2．授業構成：各疾患をどのような順序で学習させるか … 132
  - 3．授業オリエンテーション …………………………… 132
  - 4．シナリオに基づいた授業例 ………………………… 133
  - 5．評価 …………………………………………………… 138
  - 6．シナリオ作りのコツ ………………………………… 138

3 実践を振り返って ……………………………………………139
　　　　1．実践前に抱いた授業運営に関する問題への対処 ……139
　　　　2．思いがけない副産物：
　　　　　　　双方向性の講義・集中力がアップ ………………139
　　　　3．思わぬ難関：スタディ・スキル「読解」の重要性 …140
　　　　4．臨床実習と PBL ……………………………………142
　　　　5．PBL の成熟過程，およびその過程への円滑な移行 …143

II 聖隷クリストファー大学での PBL の環境と構造 ……………山﨑せつ子 **144**
　　1 PBL 実践に備えて ………………………………………144
　　2 聖隷クリストファー大学作業療法学専攻の
　　　　PBL カリキュラム …………………………………145
　　3 講義 ……………………………………………………147
　　4 スキルラボ ……………………………………………147
　　5 客観的臨床能力試験（OSCE）………………………151

Part ❸ 資料編

I 作業療法教育における PBL 海外視察 ………………………宮前珠子 **156**
　　1 シンガポール，ナンヤン（南洋）理工学院 …………156
　　2 カナダ，マクマスター大学 …………………………158
　　3 オーストラリア，ラ・トゥローブ大学 ………………159
　　4 オーストラリア，チャールズスタート大学 …………160

　　　　おわりに …………………………………………新宮尚人　161

　　　　索引 …………………………………………………………163

序章

PBL（問題基盤型学習）で学ぶ作業療法

　人は一体，どのように「学習」するのであろうか？　私たちがこれまでさまざまな学習，教育の経験をしてきたなか，常に感じてきたのは"人には，自分で主体的に取り組んできたことしか身につかない"ということであった．そして，この感覚とぴったり結びついたのがPBL（problem-based learning；問題基盤型学習）テュートリアルという教育方法であった．

　PBLテュートリアル方式の教育は，国内外の医師養成教育で急速に広まってきたが，作業療法士養成教育では1977年にカナダのマクマスター大学で始まり，その後，英国，オーストラリア，米国，シンガポールなどでも行われるようになり，2002年にはストックホルムで行われた世界作業療法士連盟（WFOT）学会のワークショップで取り上げられている．

　医学教育において現在非常にポピュラーな方法になっているPBLであるが，どのような理由でこの教育方法が取り入れられるようになってきたのかを，まず振り返ってみたい．

1. 学習の持続率

　学習において主体的に取り組むことの重要性を示すものとしてしばしば紹介されているのが，米国のNational Training Laboratoriesによる学習の持続率を示すピラミッド図である（図1）[1]．

　この図によれば，講義を聞く場合，学生は5％しか記憶せず，自分で読めば10％，視聴覚資料を見れば20％，デモンストレーションを見れば30％，グループディスカッションをすれば50％，実際に自分でやってみれば75％，そして他者に教えれば90％記憶するというのである．つまり，講義をしてもっともよく学習するのは，ほかならぬ"教員"であるというわけで，そういわれれば思い当たるところがある．

講義	5％
読書	10％
視聴覚	20％
デモンストレーション	30％
グループディスカッション	50％
実践	75％
他人への指導	90％

図1 ● 学習のピラミッド・持続率
〔National Training Laboratories：The Learning Pyramid. Bethel, Marineより〕

PBLテュートリアル（tutorial）では，学生は6～10名程度の小グループを構成し，1グループに1名のテューターがついて臨床的症例のシナリオを提示する．学生はディスカッションによりその症例の問題点を明らかにし，その後必要な知識を自ら調べ，情報交換をし，まとめ，発表するという手順で進める．

図1の「学習のピラミッド・持続率」に照らし合わせれば，PBLでは，学生は問題についてディスカッションし，実際に調べ，本を読み，そして発表によって他人に教えるというさまざまな過程を経験することになり，単に講義を聞くのに比べはるかにしっかりと理解し，記憶できるものと考えられる．

2. 知識の陳旧化

日々，猛烈なスピードで新しい知見が加わる医学の世界では，「知識の半減期は6年」ともいわれ[1]，最善の医療を常に行うためには生涯自主的に学ぶ姿勢が必要である．そのため，学生時代からspoon-feeding（スプーンで食べさせる＝手取り足取り教える）の知識伝授型教育をするのでなく，自分で餌の探し方，捕り方を会得させる教育，将来の独り立ちをサポートする「学ぶプロセス自体を学ぶ」教育が求められるようになってきたとされる[2,3]．

知識の半減期が6年であるとして，学生が作業療法士養成校卒業後，大よそ40年間仕事をすると想定すると，現在教育現場で伝授している専門知識が40年後に使われている比率は，およそ100分の1ということになる．これは作業療法領域では少々オーバーなのではないかという印象はあるが，筆者が養成校卒業時点（1968年）に出版されていた主な専門書と，卒業後，1995年頃までに出版された専門書をリストアップしてみると，これはけっしてオーバーではないことがわかる（表1，2）．

またその意味するところは，学生時代に覚え込んだ知識はどんどん古くなるので，知識を詰め込むよりも自分で勉強する方法を修得することのほうが重要であるということである．これは中国の古いことわざでいわれる，「1匹の魚は1日の空腹を満たすにすぎないが，魚の釣り方を知っていれば一生飢えることはない」というテーゼにつながるものであろう．

表1 リハビリテーション関連成書の原書発行年と日本語訳出版年

原書	原書出版年	日本語訳出版年
Daniels L：Muscle Testing.	1946	1963
Willard HS & Spackman CS：Occupational Therapy.	1947	1965
Rusk HA：Rehabilitation Medicine.	1958	1968
Licht SH：Therapeutic Exercises.	1958	1968
Brunnstrom S：Clinical Kinesiology.	1962	1969
Bobath B：Adult Hemiplegia.	1970	1972
Knott M & Voss DE：Proprioceptive Neuromuscular Facilitation.	1956	1974
Krusen FH：Handbook of Physical Medicine and Rehabilitation.	1965	上巻1974 下巻1976
Brunnstrom S：Movement Therapy in Hemiplegia.	1970	1974
Reilly M：Play as Exploratory Learning.	1974	1982
Melvin JL：Rheumatic Disease.	1977	1982
Trombly CA：Occupational Therapy for Physical Dysfunction.	1977	（未）
Ayres AJ：Sensory Integration and the Child.	1979	1982
Pedretti LW：Occupational Therapy.	1981	1985
Eggers O：Occupational Therapy in the Treatment of Adult Hemiplegia.	1983（独語1982）	1986
Hunter JM：Rehabilitation of the Hand.	1978	1994

表2 リハビリテーション関係和書と初版出版年

書名	出版年
上田　敏：目でみるリハビリテーション医学．	1971
服部一郎，他：リハビリテーション技術全書．	1974
中村隆一，斎藤　宏：基礎運動学．	1976
原　武郎，鈴木明子：作業療法各論．	1978
土屋弘吉：日常生活動作（ADL）．	1978
上田　敏：目でみる脳卒中リハビリテーション．	1981
日本作業療法士協会：作業・その治療的応用．	1985
津山直一，上田　敏：標準リハビリテーション医学．	1986
日本作業療法士協会：作業療法概論．	1990
日本作業療法士協会：作業療法評価法．	1991
日本作業療法士協会：身体障害．	1994

（注）わが国初の理学療法士・作業療法士養成校，国立療養所東京病院附属リハビリテーション学院は1963年に開設した（2008年閉校）．筆者は1965年にこの学校に入学したが，当時和書はまったくなく，日本語訳本は2冊のみであった．ここでは卒業後に主体的に学ぶべきことが圧倒的に多い，ということを示した．なお，1990年代半ば以降は，養成校と作業療法学生の急激な増加に伴い，堰を切ったように本が出版されるようになったため，表には加えていない．

3. 動機づけ

　目を輝かせて入学した学生が，学年の進行とともに意欲を失い，単位をとるためだけに惰性で授業に出席するという風景はどこにでもみられる．学校が学生の意欲を失わせてしまうという問題を解決するには，学生が教員の講義を受動的に聞くという伝統的な教育方法から，能動的に勉学できるような方法に変えることが効果的であるとされ，その1つの有効な方法として考えられたのがPBLである．

　PBLテュートリアルを最初に導入したカナダのマクマスター大学では開学にあたって，今までの医学教育が，なぜ医学生を学習に奮い立たせないのかを常に検討していた．従来の受け身で，知識伝授の詰め込み教育で得られる知識は，将来ほとんど役に立たないことも議論の的になったという．そこで，医学生が医学部を卒業して，研修医になって実際に患者を受けもち，患者の問題を解決するようになって初めて生き生きと学習するようになることなどからヒントを得て，患者の問題を中心に扱う少人数の学習方法を導入することに決定した．この際，難しい学習理論や認知理論などは関係なく，

ただ単に患者の問題に入学当初から触れさせることで,学習への動機づけを期待したとのことである[2].

4. 医学教育カリキュラムモデルの歴史的変化

医学教育カリキュラムモデルは,①徒弟制基盤型,②学問分野基盤型,③臓器系統別,④問題基盤型の順に変化してきた.19世紀終盤に客観性の明確な学問を基盤にとらえようという流れのもと,①から②へと変化した.1950年代初頭には,カリキュラムの効率化と基礎医学と臨床医学の統合の考えから②から③へと変化し,1970年頃に学習者中心性,自己主導型学習,問題解決スキル習得の重視の観点から③から④へと変化したとされる[3].

5. 成人教育の特徴

従来の知識伝授型教育方法は,子どもに対するものであり,そのような方法に成人学習者がしばしば抵抗を示すようになって,20世紀後半には成人の学習あるいは教育方法に,子どもに対する教育法とは異なる性格があることが理解されるようになった[4].

ノウルズ[5]は,成人教育学(andragogy)の概念を体系化し,成人の学習には,次のような特徴があるとした.

① 人間は成熟するに伴い依存的な学習から自己主導・自己決定的な学習へと移行する.
② 人間は成長に伴い多くの経験をもつが,これが学習のための貴重な資源となる.
③ 成人の学習へのレディネスは,社会的発達課題や社会的役割を遂行しようとするところから生ずることが多い.
④ 成人の学習への方向づけは,より即時的で,問題解決中心あるいは課題達成中心の学習内容編成が好ましい.
⑤ 成人の学習への動機づけは,内面的なもの(自尊心,自己実現など)がより重要となる.

従来型の講義形式はどちらかといえば子どもに対する教育法であり,PBLこそが成人のニーズにあう教育方法であるということがいえる.

6. 教育目標分類（タキソノミー）

　ブルームは1950年，教育目標分類の概念を示し，それまで教育の主目的であると考えられていた知識（認知）だけでなく，情意（態度）と精神運動（技術）が教育の重要な要素であることを示した[4]．
　PBLは小グループによるディスカッションとまとめの作業によって進行することから，知識のみならず，情意，精神運動面の教育にも効果的であると考えられる．

7. まとめ

　以上をまとめると，PBLは，学習の持続率，知識の発展による新しい知識獲得の必要性，成人が好む学習方法，医学教育における態度と技術教育の重要性などからみて，伝統的講義中心の教育に比べ多くの利点があることがわかる．

8. おわりに

　幼稚園から大学院まで，筆者は23年の長きにわたって，従来の教育システムのなかで教育を受けていたことになる．高等教育の多くは講義形式になり，今振り返ってみると，論理的で理解しやすく，興味深く引き込まれるような講義は数えるほどしかなく，たいていの授業は，途中で教員の話についていけなくなり，ボーッとして別のことを考えていることが多かったように思う．結局，そのような授業の内容を理解するための手段は，試験前の一夜漬けで，教科書や参考書とノートを見直すぐらいしかなかった．
　また，どんなに名講義とうたわれ，ノートをきちんととっていても，それを参考にするのはせいぜい3～4年後までで，その後何かについて知りたいときには，もうその講義内容は古いように感じ，結局その時点での成書や学術誌を新たに調べていた．
　講義は，基本的に教員が「自分の教えることは正しいもの」として，学生に"記憶すること"を求めるもので"学生の思考を促すもの"は少ないように思う．
　筆者が学生時代に一生懸命勉強したのは，レポートや責任をもつ課題を与えられたときで，そのときは頭に別のスイッチが入り，講

義を聞くときには眠っていた新たな回路が生き生きと働き始めるように感じた．レポートや課題遂行には常に何か新しい発見があり，自分で調べ，考え抜いてまとめるという行為により，知識が自分のものとして身につき，思考を深めていける実感があった．

❖ 学習意欲を高める PBL

　そのような経験から，講義を聞くという受け身の立場に置かれたときの学生の気持ちがよくわかり，自分が教えるときは記憶することを主目的にする授業はしたくないとずっと考えてきたし，学生の居眠りと欠席は教育方法の問題でもあると考えてきた．

　ならばどうするか？ ―― それは，知識を応用問題のなかで使わせるような課題を与え，学生に調べたり考えたりする機会を与え，応用問題を解くなかで知識も修得できるように方向づけることである．そのような工夫や模索をするなかで出あったのが PBL で，この方法は筆者が長い間追い求めてきた方法を実現する 1 つであり，また，考えていたことが間違っていなかったという確認でもあった．2001年に広島大学で行われた「医学教育者のためのワークショップ」に筆者は教員として参加したが，そこで使われた岐阜大学医学部医学科の PBL シナリオ[6]は，学生の知的好奇心を刺激せずにはおかないもので，しかも学生が調べる方向性をシナリオのなかでしっかりとガイドするすばらしいものであった．

　その後，岐阜大学医学部医学科の PBL を見学し，岐阜大学医学教育開発研究センター主催の PBL ワークショップに参加するなどして，2004 年 4 月に開設された聖隷クリストファー大学リハビリテーション学部作業療法学専攻の専門科目に PBL を取り入れるべく準備をしてきた．

　それがどのように具体化したかということについては，次項以降の内容・展開をみていただきたい．

● 引用・参考文献

1）National Training Laboratories：The Learning Pyramid. Bethel, Marine
2）吉田一郎：PBL テュートリアルとは何か．吉田一郎，大西弘高（編）：実践 PBL テュートリアルガイド．p19, 南山堂，2004
3）大西弘高：Appendix—PBL に関するカリキュラム開発の方法論．吉田一郎，大西弘高（編）：実践 PBL テュートリアルガイド．p101, 南山堂，2004
4）大西弘高：新医学教育学入門—教育者中心から学習者中心へ．医学書院，2005
5）Knowles MS（著），堀　薫夫，三輪健二（監訳）：成人教育の現代的実践—ペダゴジーからアンドラゴジーへ．鳳書房，2002
6）岐阜大学医学教育開発研究センター（編）：模擬診察シナリオ集—病気になって初めて知ったこと．第5版，三恵社，2004
7）吉岡俊正：テュートリアル・レビュー．MEDC 第13回医学教育セミナーとワークショップ資料，2004

Part 1

実践ガイド編

I 作業療法学概論

1 ガイダンス

1. 全体オリエンテーション

聖隷クリストファー大学リハビリテーション学部は，2004年4月に開設されました．作業療法学専攻では，教員の間で相談した結果，専門科目を問題基盤型学習＝PBL（problem-based learning）で進めることに決めました．

大学の授業は一般的に講義形式で進められることが多いのですが，これまでの私たちの経験から，また研究結果からも，講義を聞いただけでは学生はあまり学ばず，もっとも学んでいるのはそれを教える教員のほうであることがわかってきています．

また，日進月歩に知識が進歩する現代では，知識の半減期は6年であるともいわれ，皆さんが大学で学んだことを一生懸命覚えても，卒業後10年も経てば学校で習った知識の3分の1程度しか役に立たないといわれています．

したがって，作業療法士などの専門職従事者が常に最善の仕事をするためには卒業後も自分で学び続けることが必要であり，大学時代に専門的知識を覚えることはもちろん大切ですが，それとともに"どのように知識や技術を得るか"，その方法を学ぶことが重要であるということになります．

中国の古いことわざに「1匹の魚は1日の空腹を満たすにすぎないが，魚の釣り方を知っていれば一生飢えることはない」というものがありますが，PBLはまさにこの魚の釣り方にあたる方法です．

そこでこの授業では，皆さんが作業療法についてさまざまな発見をするための手がかりとして2つのシナリオを提示します．それぞれのシナリオについて考え，調べ，ディスカッションするという役割と経験を通して，作業療法の世界を探検し，新たな発見をし，自ら勉強をするというよき習慣を培ってください．

2.「作業療法学概論」の目的

「作業療法学概論」の目的は，皆さんが作業療法の全体像を把握することです．履修要項のカリキュラム表を見ればわかるように，作業療法の専門はいくつかの領域に分かれ，学年進行とともに多くの作業療法の専門科目が並んでいます．それに先駆けて全体像を把握すること，いわば作業療法の全体を鳥瞰図的に眺め，オリエンテーション的役割を担うのがこの科目です．

それを，PBLを通して行うわけですが，突然「PBL」を使うのも難しいと思いますので，まず最初の1コマ半を使ってPBLに関する文献をグループで読み，PBLの歴史，意義，方法などのポイントを理解する時間に充てます．

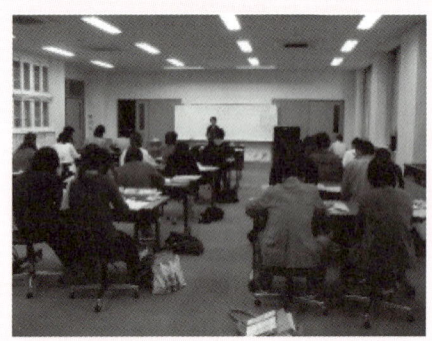

写真1 ● 教室でのオリエンテーション

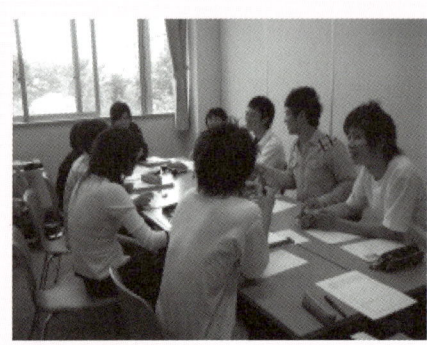

写真2 ● 演習室でのPBL

図1 ● 授業開始時の学生へのオリエンテーション（PBLと「作業療法学概論」について）

作業療法学概論は，1年次の春学期に行う45時間の授業である．学生にとっては初めての専門科目であるとともに，初めて出あうPBL科目である．そのため，この授業では作業療法の概要を学ぶとともに，PBLの方法を体得することが目的になる．

一方，教員にとっては，作業療法学科に入学してきた新入生と早期から小グループで接触できるので，学生の個性や特徴を把握するよい機会になる．なお，これまで毎年，科目責任者を含めて教員4名がこの科目のテューターを担当してきた．

それが終わったら，作業療法の全体像を把握するための最初のシナリオ（課題）を示しますので，皆さんは実際にPBLを行い，主体的に調べ，まとめ，発表する経験を通して作業療法の全体像を学ぶことになります．

2冊の教科書を読破し，図書館で調べ，インターネットを駆使し，時には教員の頭も利用し，互いに情報交換し，ディスカッションし，まとめることを通してこの目的を達成していただきたいと思います．

皆さんの発表を聞いて，把握しきれていないと思われる作業療法の本質については，必要に応じて，ミニ講義，あるいは資料配布などにより補う予定です．

3. レポート，シナリオ，ポートフォリオ

なお，グループ作業とグループ発表では，皆さんが個人としてどのように課題の理解を深めたかがわかりませんので，課題の全体像に答えるレポートを個別に提出していただきます．

1番目のシナリオが作業療法の概念的なことを調べるものであるのに対し，2番目のシナリオは，具体的に障害をもった対象者を提示し，その人に対する作業療法という観点から作業療法の全体像を学ぶことが目的になります．これについてもシナリオ1と同様に終わったあとで個別にレポートを提出していただきます．

PBLは，出席しなければ意味のない授業方法なので，本当は全部出席する必要があるのですが，さまざまな事情で休まなければならないこともあると思いますので，目安として80%以上の出席をもってこの科目の評価を受けることができる条件とします．

また，授業の最終回に，この科目における皆さんの学びを知るために，すべての資料を綴じ込んだポートフォリオを作り提出していただきます．自分で調べたことや考えたこと，まとめたことを捨ててしまわずに，大切な情報として保管するようにしてください．また，情報には出典がなければ価値のないものになるので必ず隅にメモする習慣を身につけてください．自分自身によるオリジナルの情報については日付と自分の名前を書いておきましょう．

PBLはこのように学生が自ら発見することによって学ぶものです．講義を聞くだけでは神経回路のわずかな記憶の痕跡としてしか残らなかったものが，自らの意志で考え，調べ，話し合うという作業により，心身が活性化し，皆さんが得たものは生き生きとした知識として身につくでしょう．それは，作業がもつ意義，作業療法がもつ意義でもあります．

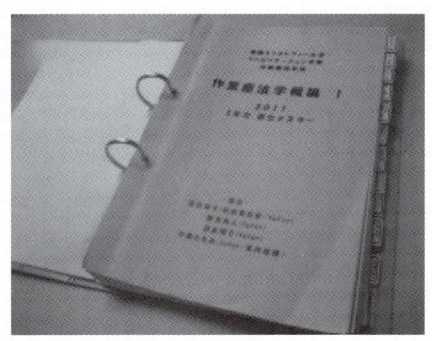

写真3 ● ポートフォリオの表紙

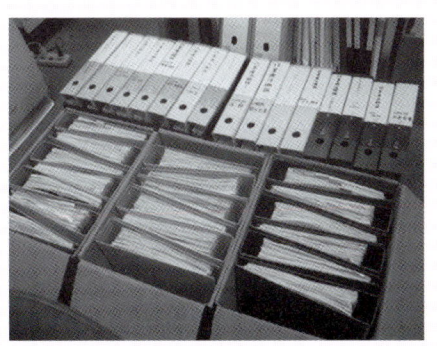

写真4 ● 提出されたポートフォリオ

学生数は年により30〜40名と多少の幅があるが，たいてい6グループに分け，2名のテューターが2グループずつ，残る2名が1グループずつ担当してきた．

　グループ編成は，初日の授業で座っている順に番号（1〜6）をつけ，同じ番号の者同士が集まるようにした．日ごろ一緒に行動している友だちとは離ればなれになるが，新しいクラスメートを知る機会になる．また，シナリオごとにグループを編成し直すので，前期の終わりにはクラス全体がゆるやかに知り合い，穏やかな協力的雰囲気を醸し出すようになる．

　テューターの役割をどのように果たすかについては，これまで試行錯誤を重ねてきた結果を別項に述べたので（p.23〜25「PBLの舞台裏」），その部分を参照していただきたい．

　ここでは「作業療法学概論」について，ある年のこの科目の進行に沿い，シラバス，スケジュール，シナリオ，フィードバック用紙，発表評価用紙などを具体的に紹介することにする．

1. 作業療法学概論の構成

　前述のように，作業療法学概論は入学後初めての専門科目であると同時に，初めてのPBLの科目であるため，初回に図1のようなオリエンテーションを行う．また，図2のようなシラバスを配布して，この科目の内容と構成について説明する．

　作業療法学概論の概要は次のとおりである（図3）．

① まず，最初に1.5コマ（1コマは90分）を使って，PBLについて書かれた資料を小グループで分担して読み，情報交換してPBLについての基礎知識を得る（図4）．

② その後は2つのシナリオ，すなわち「作業療法とは何か？」と，ラグビーで頸髄損傷を負った大学生「ケンジ君」のシナリオを用いて，小グループに分かれてPBLを行い，作業療法全体の概要と，作業療法の評価から治療プロセスの概要を把握する．

③ 各シナリオについては，最後にパワーポイント®を使ってクラスの全体発表を行う．同じシナリオで取り組んだにもかかわらず，グループによって重点の置き方や切り口が異なり，プレゼンテーションの工夫もさまざまで，相互に学ぶ点も多い．発表については，全部の発表を内容，構成，わかりやすさから全員で評価するよう

```
作業療法学概論シラバス
担当：A  テューター：B，C，D，E 4名（科目責任者を含む）
作業療法学専攻1年前期  毎週金曜  I時限（8:50〜10:20）
（45時間，22.5コマ）        II時限（10:35〜12:05）
目標
1. 作業療法の全体像を理解する
● PBL「作業療法とは何か」により，作業療法の全体像を理解する．
● この課題の答えを得るために教科書を読破する．
● 5月末日までに，レポート「私が理解した作業療法」を提出する．
● レポートの構成：「はじめに」「本文」「おわりに」
                「要約」「文献リスト」（正規の書き方で）
● レイアウト：A4用紙，40字×30行，マージン上下左右各30 mm．
2. 作業療法の実際を，症例を通して理解する
● PBL「ケンジ君の場合」を通して作業療法の実際に触れる．
● 7月9日までに，「ケンジ君の障害と作業療法」のレポートを提出する．
● レポートの構成，レイアウト：1に同じ．
3. PBLを経験し，方法を体得する

教科書：1）岩崎テル子（編）：作業療法学概論．標準作業療法学 専門分野，第2
         版，医学書院，2011
       2）石川 齋，古川 宏（編）：図解作業療法技術ガイド．第3版，文光堂，
         2011
参考書：1）日本作業療法士協会（監修），杉原素子（編）：作業療法概論．作業療
         法全書 第1巻，改訂第3版，協同医書出版社，2010
       2）Kielhofner G（著），山田孝（監訳）：作業療法の理論．原書第3版，医
         学書院，2008
       3）Law M（編著），宮前珠子，他（監訳）：クライエント中心の作業療法．
         協同医書出版社，2000
       4）Crepeau EB, et al：Willard & Spackman's Occupational Therapy.
         10th edition, Lippincott Williams & Wilkins, 2003
その他：教科書に示された文献参照．
 評価：出席80％以上をもって評価を受ける条件とする．
      レポート：20％×2回，自己学習・グループ学習への貢献・発表：20％，
      試験：25％，ポートフォリオ：15％
```

図2 ● 作業療法学概論シラバス
授業初回に配布・説明する．

```
● 合計45時間．1年次前期に実施する
● 学生：1年生33名．テューター4名．学生を8〜9名ごとの4グループに分ける．
● 使用教室：大教室1，およびゼミ室4．

Part 1（1.5コマ*）：ガイダンス「PBLとは何か？」
全員にPBLの基本について書かれた資料のコピーを配布し，グループ学習でPBL
のエッセンスを理解する．
Part 2（8.5コマ）：PBLシナリオ ①「作業療法とは何か？」
出身高校の後輩に作業療法について説明するという想定のシナリオで，作業療法の
全体像を調べパワーポイント® で発表する．
発表後，個別に「私が理解した作業療法」というテーマでレポート提出．
Part 3（10コマ）：PBLシナリオ ②「ケンジ君の場合」
ラグビーで頸髄損傷を負った大学生（ケンジ君）のシナリオを通して，作業療法を
学ぶとともに人体構造学，機能学がどのように作業療法とつながるかを理解する．
パワーポイント® でグループ発表するとともに，「ケンジ君の障害と作業療法」のレ
ポートを個別に提出する．
Part 4（最終回）：ポートフォリオを作成し、提出する
```

図3 ●「作業療法学概論」授業概要
*1コマは90分（例：1.5コマは135分）

にし，漫然と聞くことのないようにしている．
④ グループ発表のほかに，個人の学習成果をみるため，発表1週間後に学習内容をまとめたレポートを提出させる．また授業の最後に，すべての資料をまとめたポートフォリオを提出させる．

なお，作業療法学概論全体の授業スケジュールは表1のとおりである．

テーマ：PBLとは何か？

1. グループ編成（図7参照）
   1グループ6～7名〔この年はテューターの数に合わせ，33名を4グループ（各8～9名）に分けた〕
2. 司会，書記（2名：1名は白板，1名は白板の記録をノートに写す）を決める　毎回代えること．
3. PBLに関する資料コピー*を読む
   1人あたりA3・2枚を割り振り，担当部分を10分で読み，重要と思われるポイントにアンダーラインを引く．
4. 情報交換
   1頁あたり1～3行，重要と考えた点を他のメンバーに伝える．
5. PBLの基本的手順と姿勢について書かれている下記の部分を全員で再確認する
1) 吉田一郎，大西弘高（編著）：実践PBLテュートリアルガイド．p3-23, 南山堂, 2004
   ● p.19, 下9行
2) バサンティ・マジュンダ，竹尾惠子（著），松岡里枝子，他（訳）：PBLのすすめ「教えられる学習」から「自ら解決する学習」へ．p26-40, 学研メディカル秀潤社, 2004
   ● p.27, 上の図
   ● p.28～29, 学習意欲，ブレインストーミングの原則（発散性思考，批判をしない）
*テューターは書記の記録を人数分コピーし配布する．
....
引き続き，シナリオ1に入る（シナリオ編参照）
1. シナリオを読む
   「PBLの手順」を基本に進める．
2. 10分前に終了し，振り返り〔フィードバック用紙（図9）に記入〕

図4 ●「PBLとは何か？」の進め方
　　　（全員に配布，A4サイズ，4月13日）

表1 ● 作業療法学概論（1年前期）授業スケジュール

	回	月日	学習項目	内容	方法	教科書
Part 1・2	1 2 3	4/13① 4/13② 4/13③	コースオリエンテーション 作業療法と私 PBLの理解 作業療法とは何か？ シナリオ提示 （図4, 5, 8, 9 配布）	今学期の予定を理解する PBLとは何か？ グループ編成（8～9人） 学習課題のリストアップ 次週までにしておくことを決める	L 記述 L PBL	参照ページを記入（その都度伝える）
Part 2	4 5	4/20① 4/20②	作業療法とは何か？ （図9, 10 配布）	情報交換，ディスカッション 調べる 次週までにしておくことを決める	Q&A PBL	
	6 7	4/27① 4/27②	作業療法とは何か？ （図9, 11 配布）	情報交換，ディスカッション 調べる 次週までにしておくことを決める	Q&A PBL	
	8 9	5/11① 5/11②	作業療法とは何か？ （図9, 12 配布）	情報交換，ディスカッション まとめ 発表準備	Q&A PBL	
	10 11	5/18① 5/18②	作業療法とは何か？ （図13, 14 配布）	発表，レジュメ配布 シナリオ提示 学習課題のリストアップ 次週までにしておくことを決める	Q&A PBL	
Part 3	12 13	5/25① 5/25②	ケンジ君の場合	情報交換，ディスカッション 調べる 次回までにしておくことを決める	Q&A PBL	
	14 15	6/01① 6/01②	ケンジ君の場合	情報交換，ディスカッション 調べる 次回までにしておくことを決める	Q&A PBL	
		(6/08)	(リハ医学会)	(教員出張のため休み) グループで自己学習		
	16 17	6/15① 6/15②	ケンジ君の場合	情報交換，ディスカッション 調べる 次回までにしておくことを決める	Q&A PBL	
	18 19	6/22① 6/22②	ケンジ君の場合	情報交換，ディスカッション 調べる 次回までにしておくことを決める	Q&A PBL	
		(6/29)	(OT学会)	(OT学会のため休み) グループで自己学習		
	20 21	7/06① 7/06②	ケンジ君の場合	情報交換，ディスカッション まとめ 発表準備 パワーポイントはチューターが教える	Q&A PBL ppt	
Part 4	22 23	7/13① 7/13②	ケンジ君の場合	発表 ポートフォリオ作成（全資料持参） （試験）		

L；lecture, BS；brain storming, Q&A；question and answer, OT；occupational therapy or occupational therapist

●参考文献
1) 小笠原喜康：大学生のためのレポート・論文術. 講談社現代新書，講談社，2002
2) 小野田博一：論理的な作文・小論文を書く方法. 日本実業出版社，2001
3) 川喜田二郎：発想法. 中公新書，中央公論社，1967
4) 川喜田二郎：続・発想法. 中公新書，中央公論社，1970
5) 梅棹忠夫：知的生産の技術. 岩波新書，岩波書店，1969
6) 末武国弘：科学論文をどう書くか：口頭発表の仕方まで. 講談社ブルーバックス，講談社，1981

（注意点）
発表にはパワーポイントを使うこと．
発表の前に，発表の概要についてチューターに報告し，指導を受ける．

2 作業療法学概論のシナリオ

シナリオ1. 作業療法とは何か？ (図5〜14)

　作業療法学専攻に入学したことを出身校の先生に報告したら，医療保健系への進学に関心をもつ後輩（高校2年生）を対象に，作業療法について話してもらえないかと頼まれた．

　まだ入学したばかりで少々難しいかなとは思うが，調べれば自分の勉強にもなるし，よい機会をもらったと思い，引き受けることにした．

　話すのは9月7日．授業科目「総合学習」の45分間をどのように使ってもよいといわれた．

考えるヒント
- 作業療法について高校生に何を伝えるべきか？
- 高校生は作業療法について何を知りたいと思っているか？
- その内容はどのように調べればよいか？

「PBLの手順」
① この課題について感じたこと，考えたことを挙げる．
② わからない言葉はあるか？　それは何か？
③ この課題について理解するうえで，これまでに蓄えている知識はあるか？
④ シナリオの問題についてブレインストーミングを行う．
⑤ ポイントとなる問題は何か決める．
⑥ これから調べる問題の優先順位を決める．
⑦ 個々の問題についての学習計画を決める．
⑧ グループメンバー全員がこの学習計画を理解し，賛成していることを確認する．
⑨ 全員が調べる学習課題（学習目的）と分担する学習課題を決める．
⑩ どのような情報源があるかブレインストーミングを行う．

図5 ● PBLの手順（学生とチューターに配布，4月13日）

PBLの開始前に，司会者と書記（2名）を決める．書記のうち1名は白板に，もう1名は用紙に記録し，そのコピーを全員に配布する（コピーはチューターが行う）．
司会者と書記は毎回代わる．

[PBLにおけるテューターの姿勢]

- 受容的な姿勢．
- 質問には直接答えにつながるような返答はせず，情報源を紹介したり，考えさせる質問で返すようにする．
- 学生の主体性を尊重する．
- 授業時間内に学生が図書館などへ調べにいくことは認める．
- インターネットの使用も認める．
- 授業時間以外でも，担当グループからの質問には随時対応する．
- 教員が，学生全体に対して講義をしたほうがよいテーマがあれば検討する．

[課題遂行の方向づけ]

1. まず学生が自ら作業療法の全般について把握する．
① 全員が教科書『作業療法学概論』を読み全体を把握する．編集側の考えや，目次にも注目する．
② 『図解作業療法技術ガイド』の構成，目次についても検討する．必要に応じ内容を読む．
③ その他必要に応じ，参考書，図書館の資料などを参照する．
④ わからなかったこと，曖昧なことについて，教員の講義が必要か判断する．
＊上記のプロセスのなかで適宜，情報交換とディスカッションを繰り返す．
2. 把握した情報のなかから，伝えるべきことを取捨選択する．
3. 伝達の方法，構成，配布資料などについて考える．
4. 模擬授業を行い，発表する．
5. 個人的成果としてレポート「私が理解した作業療法」を書く．

[ヒント]
- 作業療法の定義
- 作業療法の信念，哲学的背景
- 作業療法の歴史と変遷
- 作業療法の対象者・疾患・障害
- 作業とは
- 作業療法の領域
- 作業療法アプローチ・理論・概念枠組み
- 作業療法士が働く場所
  等々

図6 ● テューターガイド
シナリオ，テューターガイド，PBLの手順は，授業開始1週間ほど前にテューターに配布しておく．

- 1年生33名，テューターは4名．学生を各8～9名の4グループに分ける．
- 分け方：座っている順に1～4の番号を割り振り，その番号を所属グループとする．これによって，普段疎遠なメンバーとも同じグループになり，男女比もうまく配分できる．
- 使用教室：大教室1、ゼミ室4（各室にパソコン、プリンター各1台配備）．

図7 ● グループ分けの方法

1. 「作業療法とは何か？」のシナリオを読む
   「ＰＢＬの手順」を基本に進める．
2. 10分前に終了し、振り返り〔フィードバック用紙（図9参照）に記入〕
＊テューターは書記の記録を人数分コピーし、配布する．

図8 ● 初回の進め方（全員に配布，A4サイズ，4月13日後半）

```
_____班    テューター：_____
____年___月___日   学籍番号：_____  氏名：_____

＊今日のPBLでよかったこと，学んだこと．

＊今日のPBLでよくなかったこと．

＊次回のPBLでどのようなことに気をつければよいか．
```

毎回終了時に配布し，記入後に回収．次回開始時に返却する．

図9 ● PBLフィードバック用紙（A5サイズ）

```
1．前回のフィードバック用紙を各自に返す．
   心構えを作る．
2．司会，書記（2名：1名は白板，1名は白板の記録をノートに写す）を決める．
   毎回代えること．
3．シナリオを再度読み確認．
4．前回どこまで行ったかを確認．
5．前回配布した手順に従って続ける．
6．5〜10分前に終了し，振り返り（フィードバック用紙記入）．
＊テューターは書記の記録を人数分コピーし配布する．
```

図10 ● 2回目の進め方（全員に配布，4月20日Ⅰ，Ⅱ限）

```
1．前回のフィードバック用紙返却．
   目を通す．
   ファイルに綴じる．
2．司会，書記（2名）を決める．毎回代えること．
3．シナリオを確認．
4．前回決めた学習課題について調べてきたことを報告．
   調べていないことの報告．
5．調べたことがそれで十分か，さらに調べる必要があるか検討．
   必要があればまだ調べていないことについてどのように調べるかを検討．全員
   が調べるか，分担するか決める．
6．今後の予定の確認．
7．5〜10分前に終了し，振り返り（フィードバック用紙記入）．
＊テューターは書記の記録を人数分コピーし配布する．
```
―――――――――――――――――――――――――――――――――
その他
① 授業の最後にポートフォリオを作る．
● 今回調べたこと，コピーしたもの，メモなども大切に保管しておくこと．
● その際，それぞれについて情報源のメモを忘れないこと．情報源がなければその情報は無価値に等しい．
② 発表（5/18）は，パワーポイントを使うこと．
● 1グループあたり発表20分，質疑10分．
● それぞれレジュメ（配布資料）を準備し，人数分コピーして当日配布すること．
● 学生用印刷機は1号館4階，2号館4階，5号館1階にある．紙がなければ1号館1階の事務所でもらうこと．

図11 ● 3回目の進め方（全員に配布，4月27日Ⅰ，Ⅱ限）

```
＊次週の発表順をじゃんけんで決める（前回の司会者4名でじゃんけんする）．
1．前回のフィードバック用紙返却．
　　目を通す．
　　ファイルに綴じる．
2．司会，書記（2名）を決める．毎回代えること．
3．シナリオを確認．
4．前回決めた学習課題について調べてきたことを報告．
　　調べていないことの報告．
5．調べたことがそれで十分か否かを検討．
　　来週の発表を念頭に置いて，方針を決める．
6．来週の発表について，構成（ストーリー）を考える．
　　構成に沿って内容を確認し，まとめる．
　　パワーポイントを使って作成する．
7．5～10分前に終了し，振り返り（フィードバック用紙記入）．
＊チューターは書記の記録を人数分コピーし配布する．
```

授業開始時に全員に配布する．開始から発表に至るまで，学生はグループにより異なるが，授業時間以外に15～30時間の自己学習を行っている．

図12 ● 4回目の進め方(全員に配布，A4サイズ，5月11日Ⅰ，Ⅱ限)

```
[白板に予定を書いておく]

 8:50 －  9:00  準備
 9:00 －  9:20  2班　発表
    20 －    30  質疑・コメント，フィードバック用紙記入
    30 －    35  準備
    35 －    55  3班　発表
    55 － 10:05  質疑・コメント，フィードバック用紙記入
10:05 －    10  準備
    10 －    30  4班　発表
    30 －    40  質疑・コメント，フィードバック用紙記入
    40 －    55  休憩時間　準備
    55 － 11:15  1班　発表
11:15 －    :25  質疑・コメント，フィードバック用紙記入
```

図13 ● 発表日（5月18日）の予定

発表班_____	自己評価（自己評価の場合○で囲む）			
	大変よい	よい	少し不足	大変不足
レジュメ				
内　容	4	3	2	1
構　成	4	3	2	1
プレゼンテーション				
内　容	4	3	2	1
構　成	4	3	2	1
方　法	4	3	2	1
わかりやすさ	4	3	2	1
総合評価	4	3	2	1
コメント：				

全員に班の数だけ配り記入する．自己評価も行う．

図14 ● 発表の評価用紙（A5サイズ，5月18日）

シナリオ2. ケンジ君*の場合 (表2)

*シナリオの登場人物はすべて仮想人物であるが，授業では現実感を重視し，シナリオには「仮名」などの表記をつけていない（p.133参照）．本書でもそれに準拠した形をとることとする（以降の登場人物も同様）．

❖ **シナリオ2-1**

　僕は大学3年生のとき，ラグビー選手をしていた．ライバルK校との試合で，あと1歩でトライというとき，相手のバックスにタックルされてステンと勢いよく転び，一瞬目の前が真っ暗になった．全身にしびれが走り，身体が全然動かなくなった．

　母は，一生この状態が続いたらどうしよう，家の改造もしなければならないし，お金がかかるしどうすればよいのかと途方に暮れたという．

> **テューターガイド**
> ● 転んで目の前が真っ暗になり，全身が全然動かなくなったときには，どのような傷害が考えられるか？

20～30分で次のシナリオに移る．

表2 ●「ケンジ君の場合」予定表（金曜AM：Ⅰ，Ⅱ限）

5/25	①	90分	シナリオ2-1　PBL シナリオ2-2　PBL　調べる項目をリストアップする
	②	90分	調べる時間：教科書，図書館，インターネットなど
6/1	①	60分 60分	シナリオ2-2　グループ内で調べたことの情報交換 参考資料配布，説明：テューター
	②	60分	シナリオ2-3　PBL　調べる項目をリストアップする
(6/8)		自己学習（リハビリテーション医学会）	
6/15	①	60分 30分	シナリオ2-3　グループ内で調べたことの情報交換 わからなかったことの確認
	②	90分	シナリオ2-4　PBL　調べる項目をリストアップする *必要に応じ補足情報提供
(6/22)		自己学習（日本作業療法学会）	
6/29	①	45分 45分	グループ内で調べたことの情報交換 頸髄損傷の医学的ビデオを見る＋補足情報提供
	②	90分	まとめ発表準備 *次週までに発表のレジュメ作成，各グループで人数分コピー（40部）
7/6	①	180分	発表（5グループ：1グループあたり20分発表，5分質疑）
	②		*ケンジ君　ビデオ供覧（実際を知る）
7/13	①	180分	まとめ（試験，ポートフォリオ作成）
	②		

シナリオは全員に配布．テューターガイドはテューターのみに配布．シナリオ1「作業療法とは何か？」と同様に「PBLの手順」に沿って進める．

❖ シナリオ2-2

　救急で運ばれた病院に11か月入院していた．診断名は頸髄損傷だった．最初はまったく動かなかったのだが，3か月目に腕が少しずつ動き出し，次第に筋力が回復して，受傷10か月後に今と同程度まで回復した．現在，肘屈筋の筋力は問題なく「5−」，肘の伸筋は少し弱く「4」程度，手関節の背屈筋は「5−」で，掌屈筋は少し弱く「4」程度だ．下肢と指の筋肉はまったく働かない．また，レベルは「C6B3」といわれている．先生により「7」という人もいるが，自分としては「7」に近い「C6B3」だと考えている．
- ROM：制限なし．
- 感覚：C7支配部位，ほぼ残存．

> **テューターガイド**
> - 頸髄損傷とは？
> - 次第に筋力が回復した理由は？
> - 筋力の表わし方，「5−」とか「4」は何を意味するのか？
> - 「C6B3」とか「7」とは何のことか？
> - ROMとは？
> - C7支配部位の感覚とは？

　学生は，学習課題を決め，教科書，参考書，図書館へ出かけるなどして課題について調べる．場合によっては，演習室に戻る時間を決めておき，戻った後に情報交換する．

❖ シナリオ2-3

　その後，リハビリテーションセンターと厚生年金保養ホームに1年5か月入院し，退院してから2年間の休学を経て大学生に復帰した．リハビリテーションセンターでは作業療法と理学療法を受けた．作業療法では自助具や福祉機器を使って，ワープロ，書字，更衣，整容動作，食事，入浴，運転などを練習し，家の改造についても相談にのってもらった．今は車椅子生活だが，ほとんどのことはできている．日常生活で気をつけているのは，食事，排泄，褥瘡予防，温度管理のことなどだ．

> **チューターガイド**
> - リハビリテーションセンターとは？
> - 厚生年金保養ホームとは？
> - 自助具とは？
> - 福祉機器とは？
> - 頸髄損傷，四肢麻痺でこれらの作業をどのようにすればできるのか？
> - 食事，排泄，褥瘡予防，温度管理はなぜ重要か？　具体的にどうするのか？
> - 褥瘡とは？

4. シナリオ2-4

　現在僕は25歳，大学4年生．今は6月で，就職活動を前に履歴書を作っている．どんなことを書けばわかってもらえるか，雇う気持ちになってもらえるかどうかを考えながら書いている．

> **チューターガイド**
> - 履歴書に書く一般的事項．
> - ケンジ君が履歴書を書く場合の心構え．
> - 一般的事項のほかにケンジ君が履歴書に書いたらよいと思われる項目，内容．

　この後，発表等についてはシナリオ1「作業療法とは何か？」と同様に行う．

3 PBLの舞台裏

1. テューターのあり方

　PBLでの「作業療法学概論」の授業を始めてすでに7年が経った．7年間，PBLを行うなかで，筆者にもっとも迷いがあり変遷をたどってきたのは，"テューターのかかわり方" であったかもしれない．

　PBL関係の成書を見ると，"テューターは部屋の片隅に座って評価用紙をもち，メンバーの発言について10項目ほどをチェックし，1回ごとに評価する……" というようなことが書いてある．

　A大学医学部でPBLを取り入れ始めた1年後の検討会では，結局，発言量の多い学生の評価が高くなりがちで，学生は質よりも量を求めて発言するとのコメントがあり，その問題をどうするかについて話し合われていた．

　B大学医学部では，同時進行中のいくつもの部屋でのPBLを見学させていただいたが，テューターが学生のなかに溶け込んでとても楽しそうに進めているグループ，テューターは学生との距離を保ちつつもフレンドリーな雰囲気をかもし出して活発な雰囲気が伝わってくるグループ，テューターはメンバーの出席をとったあとはそっぽを向いて嫌々ながら同席している様子が伝わり，同時に学生も意気が上がらないグループなどさまざまであり，テューターの態度がグループにかなりの影響を与えている様子が感じられた．

　シンガポールのナンヤン理工学院のある作業療法教員は，「アジアの学生はおとなしいので学生に任せておいては意見が出てこない．したがって自分がリーダーシップをとって行っている」と述べており，教員が質問し学生がそれに答えるという，質疑応答形式のPBLを行っていた．

　われわれは当初，成書に書かれた項目を参考にチェック用紙を作り，テューターは部屋の片隅に座り，机と椅子の見取り図に学生の名前を記入し，発言内容をチェックし記録していた．そんなとき，テューターがたまたま席を外すと話し合いが活発になるように感じることがあり，学期末にアンケートをとったところ，"テューターがいると監視されているようで話しにくい" という意見が多く寄せられた．

2. 本物のテューター

　テューターのあり方について「これが本物のテューターだ！」と感じさせてくれたのはオーストラリアのラ・トゥローブ大学のある作業療法テュートリアルグループの風景であった．

　学生は7〜8人，テューターは学生と一緒にテーブルに着き，ゆったりと落ち着いた様子で温かくサポーティブに進行を見守っている．テューターがメンバーの発言を記録するということはなく，意見を求められたとき以外はほとんど口を開かないが，学生の発言をよく聞き頷いて同意を与える．

　オーストラリアの学生といえども，よく発言する学生と，時間中まったく発言できない学生がいたため，終わったあとで発言しない学生への対応を聞いたところ，学生の性格はさまざまなので，それに対してプレッシャーを与えてことさら緊張させるようなことはせず，そのときは学期始めでもあったことから，しばらく様子をみて，それでも発言できないようなら少し話し合ってみるということであった．

　このクラスのPBLは，学生主導でとてもスムーズに進行しているように感じたが，その大きな理由は，PBL進行のステップが，成書で記載されているような大まかなものではなく，具体的に事細かく決められていること（p.16図5「PBLの手順」）にあるのではないかと感じた．蛇足であるが，このテューターは，1年前までカナダのマクマスター大学で教員をしていたとのことであった．

　上記のような経験を経て，この科目では，ラ・トゥローブ大学で使っていた手順（図5参照）をモデルとし，テューターもこのラ・トゥローブ大学のテューターのように振る舞うことをめざしている．

3. PBLの最大の利点

　最後に——テューターの話題から逸れるが——この7年間を通して，筆者がPBLの最大の利点として感じているのは，PBLの数回のグループ編成を通して，クラスのメンバーが多くのクラスメートと深く知り合い，互いに自由に話せるようになり，1年次前期の終わりにはクラス全体が温かくリラックスした雰囲気に包まれることである．普通多くの学校では，初めに声をかけたクラスメートと仲良くなり，クラスがいくつかのグループに分かれ，いったん1つのグ

ループのメンバーになるとなかなか他のメンバーとは交流しにくくなり，男女も別れてしまって話したいのに話せないという雰囲気ができてしまうことがよく見受けられる．しかしPBLでグループ編成をする際に，座っている席の順に，予定するグループ数のナンバーを言ってもらい（5グループにするなら1～5），同じ番号の学生が1つの班を作るという方法をとることによって，普段仲良くしている仲間から離れ，ほとんど話したことのないメンバーと一緒になり，また男女もグループにうまく配分されることになる．

　こうして1つのシナリオごとにグループ編成を新たにやり直すことによって，話し合い，一緒に作業をした仲間が増え，クラス全体の交流が生まれ，リラックスした温かい雰囲気に包まれるようになるように感じられる．

　一方，学生と教員の接触についていえば，1年次1学期から少人数単位で学生がテューターである教員に接触することが学生に安心感を与え，逆に教員からみれば学生の特徴を早い段階から把握しやすくなるという利点がある．

Ⅱ 身体障害の作業療法

1 ガイダンス

　作業療法は，クライエントの作業遂行障害を改善すること，心身機能の改善のために作業を利用することである．いわゆる作業を「目的」と「手段」としてとらえる観点から考えると，身体障害とほかの領域を区別する必要はない．しかし，クライエントを理解し，作業療法を実施するにあたり，身体障害領域の各障害を理解しておくことは必要不可欠である．

　身体障害領域の対象疾患は脳血管疾患をはじめとする中枢性疾患，骨折などを代表とする骨・関節疾患など臨床で比較的多く遭遇するもののみならず，筋萎縮性側索硬化症などの進行性疾患，さらにはこれら運動・感覚障害だけでなく，高次脳機能障害という認知障害も含まれるため，複雑かつ広範囲である．そのうえ，それらの疾患に対するさまざまな評価技術や機能改善を狙う治療技術も含まれるため，身体障害作業療法領域で教授する内容は多岐にわたる．また，身体障害領域では治療手技が理学療法と類似することもあり，作業療法の独自性を見失う危険性も伴う．そのため，身体障害作業療法の特徴とそのプロセスをきちんととらえることが重要である．

1. 身体障害作業療法の歴史

　第Ⅰ章「作業療法学概論」でも紹介しているが，身体障害作業療法を理解するうえでその歴史的変遷を考えることは非常に重要である．作業療法の起源自体は精神疾患に対する人道主義的な考え方を基盤として始まったが，身体障害の作業療法の始まりと確立は，第一次，第二次世界大戦にある．米国において戦傷者の機能再建や社会復帰のために作業療法士がリハビリテーションに携わったのが起源である．そのなかで関節運動や筋力の改善など，運動機能に焦点が当てられるようになった．つまり，「悪いところを改善すれば元の

生活に戻ることができる．だから悪い部分を治そう」という考え方である．さらに医学の進歩に伴って，中枢神経損傷後の後遺症の対象者が増加し，ブルンストローム（Brunnstrom）やボバース（Bobath）などの，いわゆるファシリテーションテクニックが登場したことも，還元主義の台頭に拍車をかけた．したがって，身体障害領域において作業療法の基盤となる人道主義は次第に影を潜めてしまった．

これと同時期に，わが国では初の養成校が設立され，還元主義全盛期の米国の作業療法士が教員として来日し，その影響を受けた結果，わが国の身体障害作業療法の萌芽は還元主義的作業療法であったのはいうまでもない．

その後，現在に至るまで，「人間作業モデル」や「カナダ作業モデル」など作業療法の独自性に焦点を当てる考え方が紹介されてきた．このように作業療法の独自性を取り戻す流れが出てきているが，クライエントがリハビリテーションに対して機能改善を求めるという認識も強く，還元主義的作業療法は徐々に制約されてはいるが，いまだ臨床で根強く残っているのが現状である．

2. 身体障害作業療法の考え方とその過程

身体障害作業療法の独自性についての"揺らぎ"は前述したが，作業療法は作業を「目的」と「手段」としてとらえるものであることを認識できれば難しい問題ではない．このことを考える前に作業療法の扱う作業について復習しておかねばならない．

1. 作業療法で扱う作業

作業療法で扱う作業には，「仕事（生産的活動）」「日常生活活動＝activities of daily living；ADL（セルフケア）」「遊び（余暇活動）」がある．これらのうちのクライエントが遂行したい，もしくは遂行する必要があると考えている作業をクライエント自身が選択することが，作業療法の始まりである．

よくある目標に"ADL自立"としているものがあるが，安易にこのような目標を立ててはいけない．ADL自立とクライエントの幸せは直接結びつくものではないからである．過去にADLが"自立した"クライエントが，そのためのバリアフリー設備の整った自宅へ退院し，そこで自殺してしまったという悲しい話があったが，これ

はADL自立がすべてではないということをまさに反映（象徴）している．ADLのなかでも何がしたいのか，"何を自立する必要があるのか？"という個人の文脈をたどる必要がある．

　ある人は更衣の練習よりも手塩にかけた自慢の娘の卒業式に出席するという作業を希望するかもしれないし，ある人は長年苦労して働いてようやく建てたマイホームに戻るために，家族と協議のうえ「トイレ動作の自立」という作業を希望するかもしれない．このように，一人ひとり希望する作業は異なり，その作業を選択する経緯にはそれぞれの人生ドラマが存在する．単に"ADL自立"という言葉だけではこの経緯を垣間見ることができず，ゆえにこの過程を踏むことは作業療法を展開するうえで非常に重要となる．

2. 作業と構成要素

　米国作業療法士協会が作成した「Frame of reference」（1974）を図1[1]に示す．この「参照枠組み」はすでに過去のものとなっているが，作業療法をわかりやすく理解するには優れた図である．

　この図に示されるように，仕事，セルフケア，遊びの下位に遂行構成要素が存在する．また，国際生活機能分類（International Classification of Functioning, Disability and Health；ICF）と類似し

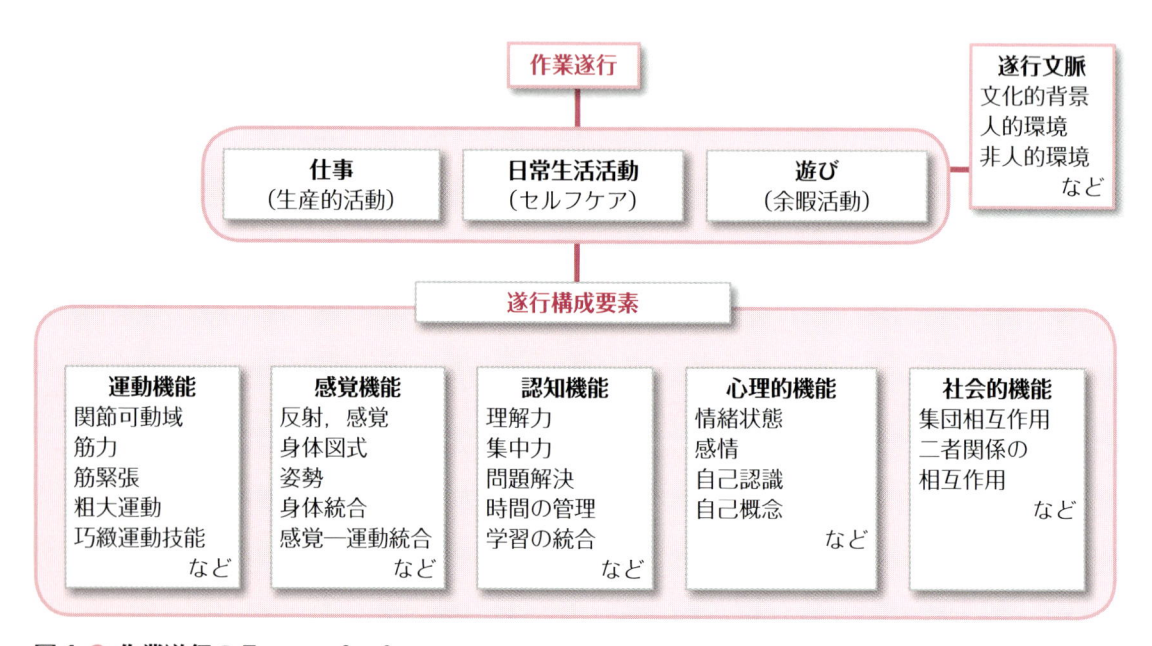

図1 ● 作業遂行のFrame of reference
〔American Occupational Therapy Association, 1994をもとに作成〕

ているため理解もしやすい．脳血管疾患などにより身体障害を呈するとこれらの構成要素に問題が生じ，システムがうまく統合できなくなり，結果として作業遂行ができなくなる．前述の還元主義的作業療法は，遂行構成要素に焦点を当て，これらの「機能」の改善に力を入れている．こうした遂行要素から改善を狙う，つまりボトム（底）から上位システムを狙うので，「ボトムアップアプローチ」とも呼ばれる．ボトムアップアプローチは骨折などのように遂行要素が疾病前の状態に戻るという見込みがある際に有用である．

逆に，まずクライエントに必要な作業を協業のうえで決定し，その遂行に問題となる要素を探す作業は「トップダウンアプローチ」と呼ばれる．これは上位システムから下位システムに進めていくためである．構成要素のみに着目する考え方は理学療法と類似するため，注意が必要である．実際，多くの作業療法の教科書でトップダウンアプローチが推奨されている．しかし，現状では臨床現場で十分に浸透しているとはいいがたい．

3. 作業療法実践の過程

作業療法実践の過程では，まずはじめにクライエントが目標とする「作業遂行」を決定する．作業療法実践のためのプロセスモデルの1つであるOTIPM（occupational therapy intervention process model，作業療法介入プロセスモデル）を図2に示す[2]．OTIPMはあくまでも一例であって，必ずしもこの形にとらわれる必要性はないが，これを利用することは作業療法を進めるうえで大きな手助けとなる．

目標が決まれば，その作業遂行ができない原因や，利点を追求するための評価（分析）を行う．たとえば，料理が作れるようになりたいと願う左片麻痺の女性について，なぜ料理が作れないのか作業分析を行う．観察の結果，作業遂行を不可能にする工程の1つに鍋がもてないことが挙げられるとしたら，左上肢の麻痺の程度や関節可動域（range of motion；ROM）など原因となりうる可能性を推察し，評価をする．実際，麻痺側上肢のROMに問題がなく，麻痺の程度に問題があるとしたら，作業遂行の阻害因子の1つに上肢の麻痺が挙がるということになる．補足として，OTIPMではこの過程でAMPS（Assessment of Motor and Process Skill）の使用を推奨している．

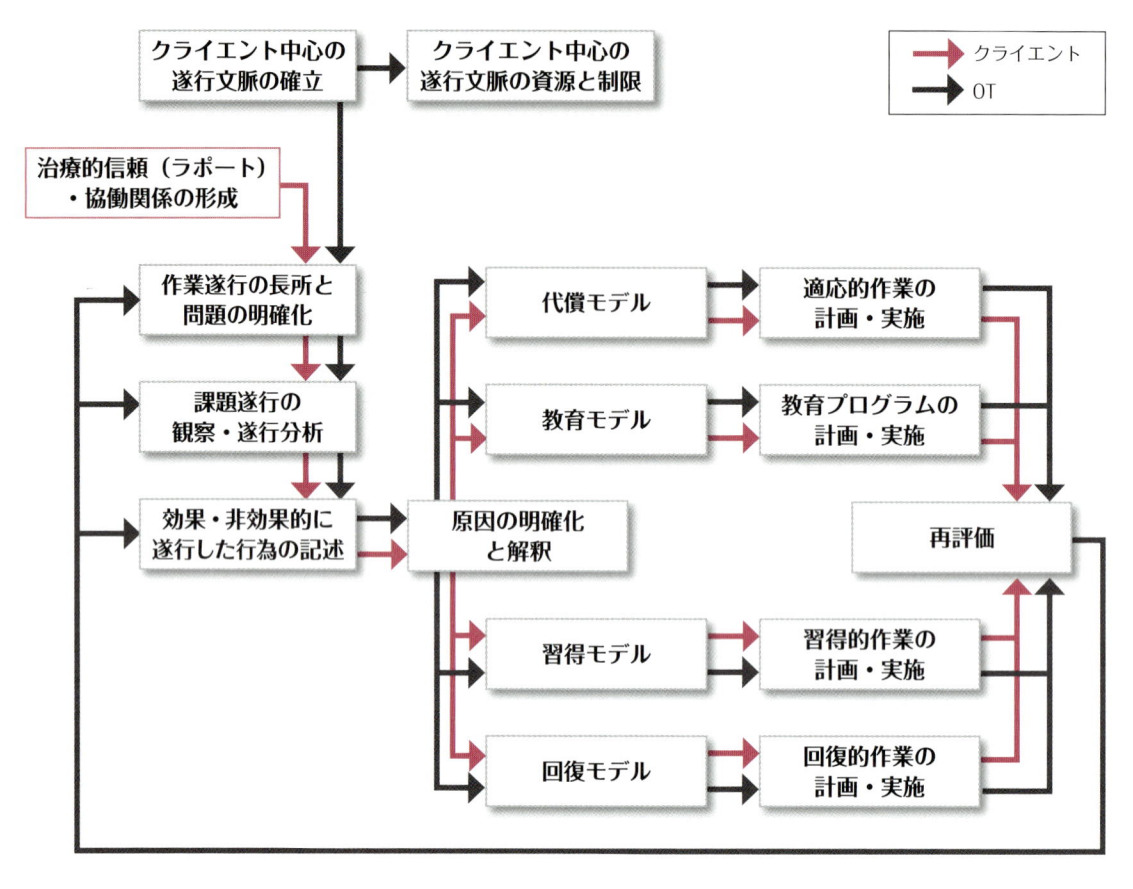

図2 ● 作業療法介入プロセスモデル（OTIPM）

　原因が明確になれば，その作業遂行構成要素の問題について対応可能と思われるモデルを選択する．回復モデルを選択した際には，各治療モデルを使用する．たとえば，筋力増強訓練に代表されるような生体力学モデルや，片麻痺のクライエントに対する運動感覚麻痺改善のための神経発達的アプローチ（Bobath approach）や認知運動療法などが挙げられる．作業療法では作業遂行のために各治療モデルを回復モデルの下位のレベルで使用するところに特徴がある．そして，再評価時にターゲットとした遂行構成要素が改善されていない場合は，新たな戦略を練る必要がある．

　特に身体障害領域では，クライエントもセラピストも機能障害に重点を置くことにより，適切な時期に他のモデル（代償，習得，学習モデル）の選択ができず，回復モデルのみに頼ってしまうことがあり，作業療法の専門性を見失う危険がある．

　一方，代償モデルは，機能改善が難しいと判断した場合に，自助

具の利用や環境設定によって作業遂行可能にするアプローチである．たとえば，自宅で弁当屋の仕事をしていた右利きで右片麻痺のクライエントが，退院後，弁当屋の仕事のうち，注文を聞く電話応対の手伝いをしたいので書字を自立させたいと希望した場合に利き手交換を行うといったことが挙げられる．

これら一連の流れが終了し，一定期間をおいた後に再評価を行う．作業遂行が可能になれば，新しく達成したい作業がないかどうかをクライエントと協議する．新しく達成したい作業が出てくれば，同じ手順を踏んで評価，介入を行う．新しく達成したい作業がなければフォローアップ後に終了となる．

作業療法の実践はこの一連の流れで行われる．

3. 身体障害作業療法のPBLで学ぶこと

身体障害領域の臨床実習中の学生がよく遭遇する問題として，以下の点が挙げられる。

① とりあえず何をやっていいのかわからない．

② まずはROM，徒手筋力検査(Manual Muscle Testing；MMT)など，学習したすべての評価を手当たり次第行い，心身機能，ADL，認知機能，精神・心理機能の膨大な量の評価を行おうとする．

③ 何のために評価するかが明確になっていないため，評価結果と作業遂行障害とを結びつけられない．

④ 評価結果と作業遂行障害の結びつけができないため，問題点の抽出および治療プログラムの立案が困難となる．

これらは，自分の知識を統合し，解釈する能力が低いことに由来すると考えられる．複雑かつ広範囲にわたる身体障害作業療法学という領域においては，記憶による学習や技術を身につけることのみでは太刀打ちできない．したがって，本授業ではシナリオを通して，今までに学習した身体障害の作業療法のみならず，作業療法や基礎医学などすべての知識や技術を統合することを目的に学ぶ（図3，表1）．

> ● 身体障害作業療法学 Ⅳ（2008 年前期）
>
> 担当：建木　健，澤田辰徳
> 作業療法学専攻：3 年生，前期（60 時間），5 月 7〜15 日
> 使用教室：大教室およびゼミ室
>
> ● 目標
> 身体障害作業療法領域で学習した知識について症例を通じて統合し，
> 包括的にクライエントをとらえることを学習する．
>
> 1．教科書（過去に使用してきたもの）
> 1）岩崎テル子，他（編）：作業療法評価学．標準作業療法学 専門分野．第 2 版，医学書院，2011
> 2）岩崎テル子（編）：身体機能作業療法学．標準作業療法学 専門分野．第 2 版，医学書院，2011
> 3）日本作業療法士協会（監修），菅原洋子（編）：身体障害．作業療法学全書 第 4 巻，改訂第 3 版，協同医書出版社，2008
> 4）石川　齊，古川　宏（編）：図解作業療法技術ガイド．第 3 版，文光堂，2011
> ★その他授業で使用したプリント，資料，自分のポートフォリオ，文献など
>
> 2．参考書
> 1）福井圀彦，他（編）：脳卒中最前線．第 4 版，医歯薬出版，2009
> 2）Law M（編著），宮前珠子，他（監訳）：クライエント中心の作業療法．協同医書出版社，2000
> ★その他授業で使用したプリント，資料，自分のポートフォリオ，文献など
>
> ● この授業のルール
> 1．プライドを捨てる（わからないことは質問する）．わからないままにしておかない．
> 　質問は講義の途中でも OK．終了後に質問した場合は次の講義に取り入れます．
> 2．みんなで積極的に考える．
>
> 評価
> ポートフォリオ 100％　※出席，積極的なグループ参加は当然のこととする．
> ポートフォリオ提出日：5 月 16 日　17：00

図 3 ● 授業シラバス

4. 身体障害作業療法の PBL 教育を行う教員に向けて

　本書で取り上げる PBL 教育による学習スタイルが，果たして真に理解を深められるか否かについて，明確に言い切ることはできない．しかし，少なくとも従来から行われてきた講義中心の知識伝授型学習についての限界は感じてきた．たとえば，知識伝授型の学習で疾患の知識や ROM，MMT に代表される実技演習などを十分に教授されてきた優秀な学生でも，それらの知識および技術が作業とつながりをもっていないことに直面する機会が多い現実がある．ある特定の作業遂行が阻害される原因を特定するために各種評価結果を利用することに気づかないのである．

　これらは前述のように，学生の"自分の知識を統合し，解釈する能力"が低いことが要因と考えられる．しかし，臨床ではこの統合・解釈の能力が重要視されることが多く，作業療法教育における重要

表1 ● 授業スケジュール

日	時限	シナリオ	シナリオ形態	方法	
5月7日	1時限	脳卒中の長谷川聖子さん シナリオ1-1	紙面	ブレインストーミング, ディスカッション, 自己学習	PBL
	2時限	脳卒中の長谷川聖子さん シナリオ1-1	紙面	ディスカッション, 自己学習	PBL
	4時限	脳卒中の長谷川聖子さん シナリオ1-1	紙面	ディスカッション, 自己学習	PBL
	5時限	脳卒中の長谷川聖子さん シナリオ1-1	紙面	講義, 質疑応答	講義
5月8日	1時限	脳卒中の長谷川聖子さん シナリオ1-2	紙面, 動画	ブレインストーミング, ディスカッション, 自己学習	PBL
	2時限	脳卒中の長谷川聖子さん シナリオ1-2	紙面, 動画	ディスカッション, 自己学習	PBL
	3時限	脳卒中の長谷川聖子さん シナリオ1-2	紙面, 動画	ディスカッション, 自己学習	PBL
	4時限	脳卒中の長谷川聖子さん シナリオ1-2	紙面, 動画	講義, 質疑応答	講義
5月12日	3時限	脳卒中の長谷川聖子さん シナリオ1-3	紙面	ブレインストーミング, ディスカッション, 自己学習	PBL
	4時限	脳卒中の長谷川聖子さん シナリオ1-3	紙面	ディスカッション, 自己学習	PBL
5月13日	1時限	脳卒中の長谷川聖子さん シナリオ1-3	紙面	ディスカッション, 自己学習	PBL
	2時限	脳卒中の長谷川聖子さん シナリオ1-3	紙面	講義, 質疑応答	講義
5月14日	1時限	パーキンソン病の59歳男性 シナリオ2	紙面	ブレインストーミング, ディスカッション, 自己学習	PBL
	2時限	パーキンソン病の59歳男性 シナリオ2	紙面	ディスカッション, 講義, 質疑応答	PBL, 講義
	4時限	脊髄損傷の安藤奈津さん シナリオ3	紙面	ブレインストーミング, ディスカッション, 自己学習	PBL
	5時限	脊髄損傷の安藤奈津さん シナリオ3	紙面	ディスカッション, 講義, 質疑応答	PBL, 講義
5月15日	1時限	小脳梗塞の42歳男性 シナリオ4	紙面, 動画	ブレインストーミング, ディスカッション, 自己学習	PBL
	2時限	小脳梗塞の42歳男性 シナリオ4	紙面, 動画	ディスカッション, 講義, 質疑応答	PBL, 講義
	3時限	脳卒中の星野昭太郎さん シナリオ5	紙面	ブレインストーミング, ディスカッション, 自己学習	PBL
	4時限	脳卒中の星野昭太郎さん シナリオ5	紙面	ディスカッション, 講義, 質疑応答	PBL, 講義
	5時限	授業のまとめと質疑応答		講義, 質疑応答	講義

PBL ; problem-based learning

な問題である[3]. 吉田らの「従来の講義では知識がそのままバラバラに伝えられるのに比し, PBLでは知識が統合されるかたちで学習される点に大きな意味がある」という報告[4]から考えると, PBLは作業療法教育におけるこの問題に対して, まさに正面から答えてくれるものといえる.

とはいえ, 身体障害作業療法に関するすべての教科に対してPBLを施行するべきか否かについては検討の余地がある. 藤原は, PBLをカリキュラム全体に導入する際には莫大な労力が必要となり, PBLの導入に十分な検討が必要であると述べている[5]. このことは,

PBL教育の世界的な先駆者であるマクマスター大学やハーバード（Harvard）大学においても，PBLによる教育を具体化するために，構想から3年以上を要したことからもうかがえる[6]．また，PBL教育は学生の興味に依存して知識・技術の偏りが生じるという危険性もある．

　一方，従来の講義形式主体の教育でも，一様に知識の伝授ができる，学生が慣れているなどの利点もあるため，一概になくすのがよいともいえない．前述のように身体障害領域での教授は知識・技術ともに多岐にわたるため，現状では知識・技術の偏りを回避するという意味でも従来型の教育も必要であり，従来方式とPBL教育をうまく組み合わせることが有用であると考えられる．

　具体的には，必要な知識（脳血管障害の病態像など）や技術（Brunnstrom Stageの方法や関節可動域訓練の技術）は従来式や実技の授業を利用して行い，知識や技術の統合に位置する授業はPBL教育を行うと効果的であるといえる．

　身体障害作業療法領域におけるPBL教育は，まだ修正の余地が残されている．特に，身体障害領域では各種の検査，治療はPBLでカバーできない点もあるため，それらは従来型の講義，実技で進めていく必要がある．これらの講義や実技による知識を頭のなかで統合・解釈しやすくするために，PBL教育は有用である可能性が高い．

● 引用・参考文献

1) American Occupational Therapy Association：Uniform Terminology for Occupational Therapy ;Third edition. Am J Occup Ther 48：1047-1058, 1994
2) Fisher AG：Occupational Therapy Intervention Process Model：A model for planning and implementing top-down, client-centered, and occupation-based interventions. p16, Three Star Press. 2009.
3) 三沢幸史，他：作業療法各領域の臨床実習に必要とされる知識・技術・態度．臨床実習教育の流れ．市川和子（編）：臨床実習とケーススタディ．標準作業療法学 専門分野，pp36-58，医学書院，2005
4) 吉田一郎，大西弘高（編）：実践PBLテュートリアルガイド．南山堂，2004
5) 藤原瑞穂：作業療法教育へのテュートリアルシステム導入の可能性．OTジャーナル 36：1069-1073，2002
6) 吉岡守正，東間 紘（監修）：テュートリアル教育．篠原出版新社，1996
7) Pedretti LW（著），宮前珠子，他（監訳）：身体障害の作業療法．改訂第4版，協同医書出版社，1999
8) 岩崎テル子（編）：身体機能作業療法学．標準作業療法学 専門分野，第2版，医学書院，2010
9) 鎌倉矩子：作業療法の世界―作業療法を知りたい・考えたい人のために．第2版，三輪書店，2004

2 身体障害のシナリオ (図4)

シナリオ1. 脳卒中

❖ シナリオ 1-1 病状

長谷川聖子さん〔53歳，女性（図6），○×電装に勤務〕

起床後何となく頭痛を感じたが，いつものように出勤した．その日の昼休み，給茶室で倒れている彼女を同僚が発見し，救急車で救急病院に搬送された．呼びかけに対する反応はなかった．ただちに

---

① 司会，書記を決める
② シナリオを読む（見る）
③ ブレインストーミング
④ ディスカッション
⑤ グループの学習目標を決める
⑥ 個人の学習目標を決める
⑦ 学習目標をチューターに提出し，修正があれば再度ディスカッションから始める
⑧ チューターの許可が出れば自己学習を行う
⑨ 学習した結果をグループで共有する
⑩ 講義で確認し，わからないところは質問する
⑪ 1日を通して学習した結果をポートフォリオにまとめ，今日の学習目標の達成度を採点用紙（ワークシート．図5）につける

図4 ● 学習の前に―PBLによる学習の順序

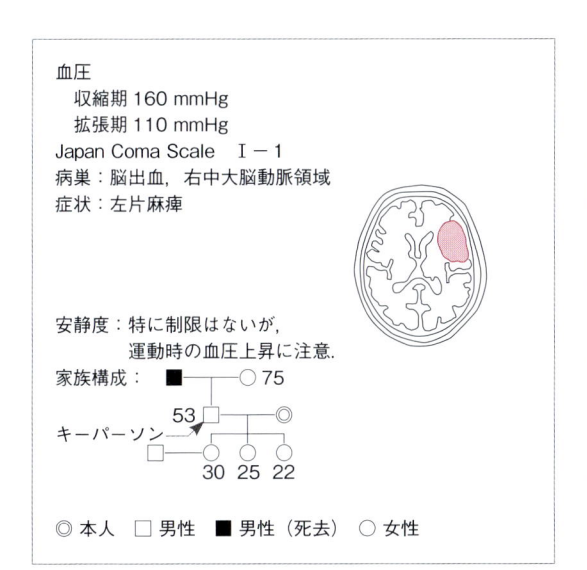

血圧
　収縮期 160 mmHg
　拡張期 110 mmHg
Japan Coma Scale Ⅰ-1
病巣：脳出血，右中大脳動脈領域
症状：左片麻痺

安静度：特に制限はないが，
　　　　運動時の血圧上昇に注意．
家族構成：■　　○75
　　　　　　53
キーパーソン
　　　　　　30　25　22

◎ 本人　□ 男性　■ 男性（死去）　○ 女性

図6 ● 長谷川聖子さんの状態

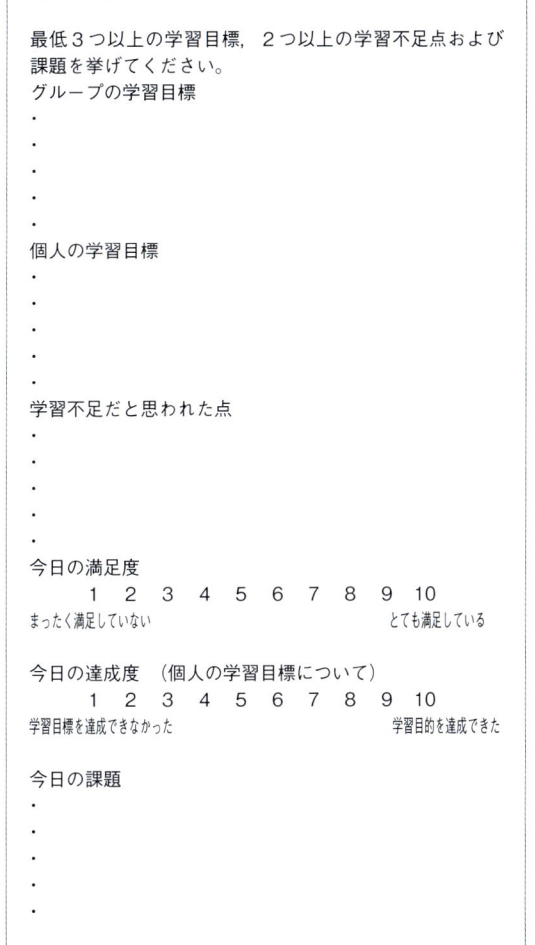

日にち・時間　　年　　月　　日　　限

最低3つ以上の学習目標，2つ以上の学習不足点および課題を挙げてください．
グループの学習目標
・
・
・
・
個人の学習目標
・
・
・
・
学習不足だと思われた点
・
・
・
・
今日の満足度
　1　2　3　4　5　6　7　8　9　10
まったく満足していない　　　　　　　　とても満足している

今日の達成度　（個人の学習目標について）
　1　2　3　4　5　6　7　8　9　10
学習目標を達成できなかった　　　　　学習目的を達成できた

今日の課題
・
・
・
・

図5 ● ポートフォリオワークシート

CT撮影し脳出血と診断，家族に病状説明がなされた．右中大脳動脈領域広範におよぶ出血巣で血腫除去術を行わないと脳ヘルニアによる死亡の危険があるとのことであった．家族は手術を希望し緊急手術となった．その後ICUへの入院となった．1週間後，一般病床へ移り徐々に会話による意志疎通が可能となった．

現在，状態は比較的安定しているが，まずはベッドサイドでの理学療法と作業療法の処方が出された．処方には禁忌事項はないが，「血圧が変動しやすいため注意すること」とカルテに記載があった．

作業療法学生の鈴木君は長谷川さんを担当することになった．昨日は臨床実習指導者から長谷川さんの紹介を受けて，挨拶をした．彼女は左半身不全麻痺で車椅子に座っており，初対面である鈴木君に気兼ねなく声をかけてくれた．その様子を見ていた指導者からも「長谷川さんとならうまく関係を築けそうだね」といわれた．今日は長谷川さんに対しての初めての作業療法実習である．

> 学習の手順
> - 本日の学習目標（グループ，個人）を決めてください．
> - 学習目標を決定できたら，担当教員に見せてください．
> - PBLを始めてください．
> テューターガイド：次の項目が学習目標に入るように促す
> - 急性期のリスク管理
> - 初めに行う評価として面接（COPMやOSA Ⅱなど）

❖ シナリオ 1-2 COPMの評価

作業療法学生の鈴木君は身体障害の臨床実習中である．前回（1-1）担当の長谷川さんにカナダ作業遂行測定（Canadian Occupational Performance Measure；COPM，表2）を行ったところ，図7のような結果となった．そして本日は評価のために，実際にトイレ動作を見てみることになった（実際のトイレ動作は図8参照）．

学習の手順
- 本日の学習目標（グループ，個人）を決めてください．
- 学習目標を決定できたら，担当教員に見せてください．
- PBL を始めてください．

※実際の授業では動画を使用しています．

テューターガイド：次の項目が学習目標に入るように促す
- トップダウンアプローチ
- 作業分析
- 評価の流れ（プロセスモデルとして，occupational performance process model；OPPM, occupational therapy intervention process model；OTIPM など）
- 各種評価項目を挙げる〔Brunnstrom Stage, 麻痺側，非麻痺側 ROM（特定部位，その選択理由も）〕，MMT（Manual Muscle Testing. 特定部位，その選択理由も），感覚検査，バランス検査，MMS（Mini Mental State），BIT（Behavioural Inattention Test, 行動性無視検査）など．テューターの判断で OK とする．

表2 ● COPM（カナダ作業遂行測定）

第1段階　作業における問題の発見
　「したい」，「する必要がある」，「することを期待されている」作業は何かを，対象と話しながら見つけていく．作業の領域すべて（セルフケア，生産活動，レジャー）を考慮する．
第2段階　重要度の決定
　カードを使って，各作業が，対象者の生活においてどれほど重要か，数値で回答を得る．
第3段階　遂行度と満足度の測定
　作業療法で取り組む作業を5つ以内に絞り，各作業について「どのくらいうまくできると思うか」（遂行度），「どのくらい満足しているか」（満足度）を1〜10までの数値で回答を得る．
第4段階　再評価
　一定期間，作業療法を実施したのち，第3段階で取り上げた作業について，遂行度と満足度を測定する．

重要度のカード

```
                          重要度
       1   2   3   4   5   6   7   8   9   10
    まったく重要でない                        とても重要
```

1. 1人でトイレに行けるようになりたい
　　重要度10　　満足度1　　遂行度5
2. 1人でお風呂に入れるようになりたい
　　重要度10　　満足度1　　遂行度2
3. 料理が作れるようになりたい
　　重要度8　　満足度1　　遂行度1
4. ガーデニングができるようになりたい
　　重要度5　　満足度1　　遂行度1

図7 ● 長谷川聖子さんのCOPMの結果

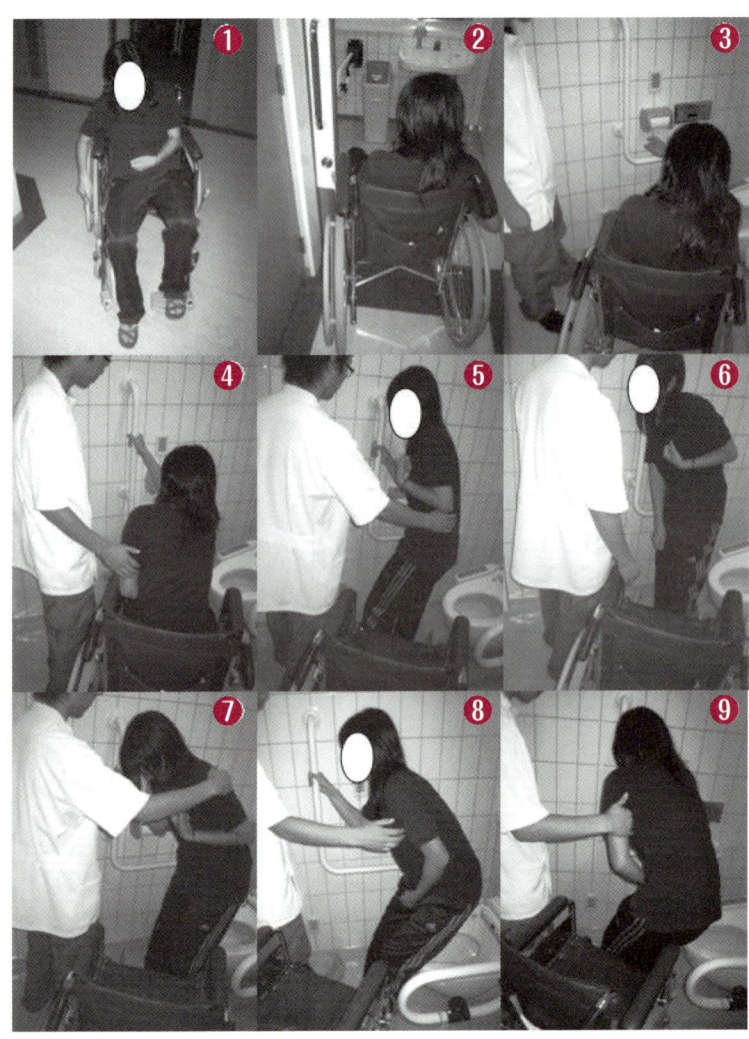

図8 ● 長谷川聖子さんのトイレ動作の実際

❖ シナリオ 1-3 プログラムの立案

　作業療法学生の鈴木君は身体障害の臨床実習中である．担当の長谷川さんの初回評価もほぼ終わり，問題点の抽出ができ，評価は以下のような結果になった．

　そして，これからプログラムを立案することになった．鈴木君は，まずトイレ動作の改善についてのプログラムを考えることにした．

問題となる動作とその原因を特定するための評価結果
① 車椅子操作で左にぶつかりそうになる
［評価結果］
- BIT 通常検査：125 点，軽度の左半側空間無視

② 立ち上がりのときに体幹が前傾しない
［評価結果］
- バランス検査：立ち直り反応（−），バランス不良
- 体幹，股関節の ROM：正常

③ 立ち上がりが努力的
- バランス検査：立ち直り反応（−），バランス不良
- 体幹，股関節の ROM：正常
- 健側 MMT：膝関節屈筋群，伸展群　ともに 5
- Brunnstrom Stage：下肢Ⅲ
- 麻痺側下肢：表在感覚；軽度鈍麻 8/10，深部感覚；軽度鈍麻

④ 立ち上がりのときに左上肢を使わない
［評価結果］
- Brunnstrom Stage：上肢Ⅱ，手指Ⅱ
- 麻痺側上肢 ROM：肩関節；屈曲 150 度，外転 145 度，外旋 50 度
- 麻痺側上肢：表在感覚；軽度鈍麻 8/10，深部感覚；軽度鈍麻
- 認知面（MMSE；Mini Mental State Examination）：29 点，良好

⑤ ステッピングのときに足が出にくい
［評価結果］
- Brunnstrom Stage：下肢Ⅲ
- 健側 MMT：膝関節屈筋群，伸展群　ともに 5
- 麻痺側下肢：表在感覚；軽度鈍麻 8/10，深部感覚；軽度鈍麻

⑥ ズボンを下ろすときに手が届かない
［評価結果］
- 体幹，股関節，非麻痺側上肢の ROM：正常
- バランス検査：立ち直り反応（−），バランス不良

- 麻痺側，非麻痺側のリーチ範囲の狭小化
- Brunnstrom Stage：下肢Ⅲ
- 麻痺側下肢：表在感覚；軽度鈍麻 8/10，深部感覚；軽度鈍麻

⑦ ズボンの上げ方が不十分

［評価結果］
- 麻痺側上肢，下肢：表在感覚；軽度鈍麻 8/10，深部感覚；軽度鈍麻
- 認知面（MMSE）：29 点，良好

⑧ ズボンの上げ下げの戦略が拙劣

［評価結果］
- 面接より：ズボンを上げる練習をしたことがない

⑨ 家のトイレ環境

［評価結果］
- リハビリテーション職種が家族と今までに会う機会がなく，未評価

学習の手順
- 本日の学習目標（グループ，個人）を決めてください．
- 学習目標を決定できたら，担当教員に見せてください．
- PBL を始めてください．

テューターガイド：次の項目が学習目標に入るように促す
- トイレ動作の作業療法
- 脳血管障害症例の機能障害の改善に対するアプローチ（バランス，麻痺，感覚を含む）
- 代償動作（トイレ動作）のアプローチ
- アプローチの実施期間（再評価の時期）

シナリオ2．脊髄損傷

安藤奈津さん（22歳，女性）

交通事故で受傷して脊髄損傷になる．リハビリテーションセンターに入院し，受傷から1年ほど経過している．2か月後には自宅へ退院予定である．

① 身体機能

損傷部位は Th10．上肢機能は良好．立ち上がりなどは困難であるが，上肢筋力は十分にあり，5レベル．体幹の筋力もついてきており，座位バランスも良好になってきた．移動は車椅子．

② 作業遂行状態
- ADL：自立および修正自立
- IADL（生活関連活動）：環境を設定すれば，パソコン，料理なども可能．

③ 認知機能

認知機能に特に問題はない．

④ 環境

両親と一軒家に5人で暮らしている．両親は共働き．兄弟は妹（20歳，大学生）と兄（24歳，社会人）．家族はとても協力的で，面会にもよく来ている．

⑤ 社会資源

身体障害者手帳申請中．

[安藤奈津さんの話]

事故になってからはふさぎこんでいる毎日でした．けれど病院で同じような怪我でリハビリを頑張っている人をみて，現在は何とかこれでやっていこうと思えるようになりました．

身の回りのことも1人でできるようになってきたし，ようやくスタート地点に立つことができました．旅行会社の専門学校を途中で辞めてしまったのは希望していたツアーコンダクターはこの身体では難しいと感じたからです．でも，やっぱり今後のことを考えると，仕事がしたい．どうしたら仕事に就けるのか？ この身体でできる仕事があるか教えてください．

> テューターガイド：次の項目が学習目標に入るように促す
> - 脊髄損傷のリハビリテーションの概要
> - 身体障害者手帳のサービス
> - 職業復帰へのアプローチ

3 PBLの舞台裏

　筆者は，身体障害領域でさまざまなシナリオを利用してPBLテュートリアル教育を行ってきた．仮にシナリオが悪ければ，学生は何をしてよいのかわからない．悪いシナリオが提供されれば学生は興味をもてず，ディスカッション中にシナリオに対する痛烈な批判が出されることも少なくない．そのため，教員はシナリオの作成に苦慮し，悩まされる．

　シナリオ作成で考慮するポイントは多く挙げられるが，特に注意すべき点は「いかに理解を深め，興味をもたせるシナリオを作成できるか」という点であり，PBLテュートリアル教育の関連図書でもそのことが多く取り上げられている[1,2]．

　身体障害領域以外の領域も少なからずそうであろうが，特にこの領域では作業中の動作の特徴をとらえる必要性がある．そのため，いかに学生が対象者の動作をイメージできるかがシナリオ作りのポイントの1つであり，苦慮する点でもある．そこで，筆者らは学生がイメージしやすく，興味をもちやすいように文章と動画を併用したシナリオを作成した．

　映像などのメディアを利用した作業療法教育に関しては，以前から欧米諸国で検討されてきた[3]．わが国においても，菊池らが学生の臨床イメージを高めるためにビデオ教材を用いた報告をしており[4,5]，作業療法教育に映像を用いることが学生の理解によい効果を与えることは周知の事実である．しかし，PBL教育における「文章と映像を合わせたシナリオ」作りに関しては，必要性は示唆されているものの，わが国での報告は見当たらなかった．そこで，筆者らは学生がシナリオの臨床像をより理解しやすいように文章と映像を合わせたシナリオ作りを試みた．事前に許可をもらった当事者が存在する場合は，その当事者をモデルにシナリオをアレンジして作成した．健常者をモデルとする場合は，シナリオに沿うような形で演技指導を行い，当事者らしい運動パターンを撮影した．

　実際にシナリオや動画が完成したとしても，PBLテュートリアル教育を実施するには，各学生グループが動画を利用できるようにする必要がある．まず，ビデオを使用する環境やパーソナルコンピュータ（以下，PC）を使用する環境を整えた（図9，10）．

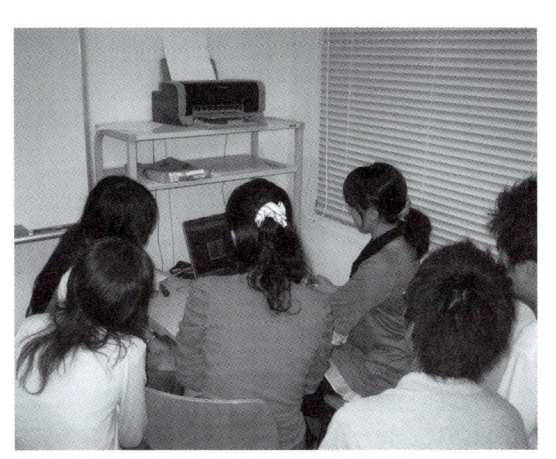

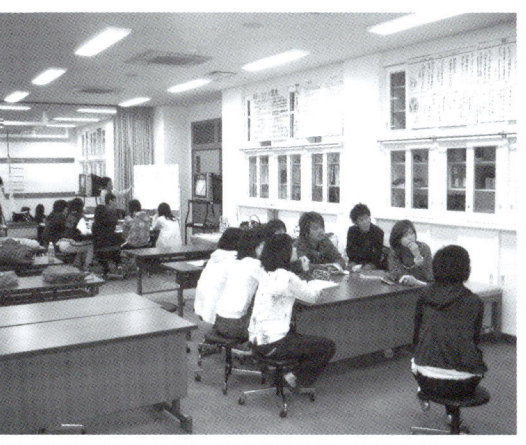

図9 ● 動画を用いた授業風景（PC）　　図10 ● 動画を用いた授業風景（ビデオ）

　この環境下では，1グループに1台のPC，または，テレビとビデオデッキが確保されている．また，PCを利用する場合は，当大学が採用している「Moodle」（ムードル）と呼ばれる，インターネットで授業用Webページを作るソフトを利用し，大学内イントラネットを使用してPC上で動画を視聴できるようにした．

　動画を利用した教材作りの先行研究では，動画の長さが問題となり，何度も見返したいと思っても見返せないという問題が出現したが[6]，われわれが作成した映像はシナリオ上で対象とする作業活動を限局しているため，1つの動画は1～2分であった．そのため学生は何度も見直して活発なディスカッションが行えていた．

　この動画を使用するシナリオに関して当該学生にアンケートを実施した．質問項目は次の4点であった．
① 動画を利用した授業は普通の授業と比較して興味がもてたか？
② Moodleに動画がアップされれば，授業時間以外にも活用するか？
③ 動画をアップしておき，マニュアルがあれば自分や友人同士で検査（ROM，MMTなど）ができるようになると思うか？
④ 動画を利用したPBL授業は学生にとって有用か？

　アンケート結果（図11）から，多くの学生が，動画を併用したシナリオに好意的であった．その理由を自由記載で問うと，圧倒的に実際に映像を見ることでイメージしやすくなり，興味がもてるうえに，理解が深まるという内容が多かった（図12）．これは，実際に臨床で遭遇するようなシナリオをもとに学習することに加え，実際の動きや環境を映像でとらえることにより，興味や理解を促進した結

図11 ● 学生へのアンケート結果

図12 ● 動画教材についての学生への
アンケート結果（自由記載）

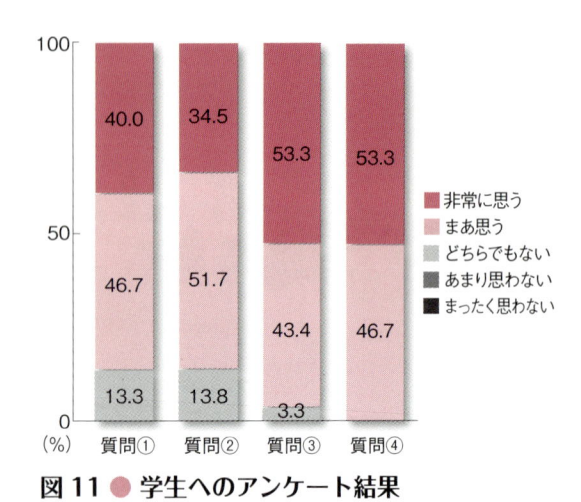

- 実際のクライエントの様子が想像しやすくわかりやすい．
- 文章よりもわかりやすいので興味がもてる．
- イメージしやすいのでディスカッションが進みやすい．
- 作業分析，動作分析ができる．
- 授業時間以外にも見ることができる（しかし，家から見ることができない）．
- 機械のトラブルで動画が見られないと進まない．
- 動画がわかりづらいと話しづらくなる．
- 角度的に見えないところを見たくなる．

果であると考える．一方，少数ではあるが，映像を用いたシナリオの短所も聞かれた．内容は，映像の状態（映像が暗いなど）やパソコンのトラブルを挙げており，作業療法教育におけるビデオ教材の先行研究[6]の意見と一致するところが多かった．映像などの教材にはその撮影技術やハード面でのフォローが重要となると考えられる．

しかし，症例を視覚的にとらえる経験が少ない学生にとっては，文章でのシナリオでいかにダイナミックに症例の状態を描写したとしても理解に限度がある．映像は，その点で理解を助ける役割を果たすのであろう．

知識は何かに関連づけたほうが記憶しやすく，事例をトリガーとして「患者の問題」と関連づけることで，知識はより得やすくなるというPBL教育の特性[2]と考え合わせると，動画を利用した方法は理解や記憶をより深めるために有用であると考えられる．

今後の展開としては，欧米やわが国などの多くの医学部で採用されているような模擬患者（simulated patient；SP）を利用した取り組みを行うことで，より臨床場面に即したシナリオ作成が可能となると推測される．いくら映像で臨場感を出そうと努力しても，実際の当事者を前にするのとは比べ物にならない．

同じ医学に携わるものでも，医師を養成する教育と，作業療法士を養成する教育は同じではない．医学部では一般の健常者に協力してもらい模擬患者を育成する試みがされているが，作業療法教育において身体障害領域の模擬患者を育成したとしても，模擬患者が実際の痙縮の抵抗や連合反応，萎縮した筋を示すことは困難である．

したがって，実際の当事者に協力していただき模擬患者を育成していく試みなどが必要であり，今後の課題でもあるといえる．

また，学生のアンケートの結果から作業療法教育の今後に関する新たな可能性がうかがえる．質問③の「動画をアップしておき，マニュアルがあれば自分や友人同士で検査（ROM，MMTなど）ができるようになると思うか？」に関しては「できると思う」学生が96.7%であった．この結果は言い換えると，学生自身が映像を用いれば，自分たちで評価技術を獲得できると考えているということである．

現在，基本的な評価の1つであるROMやMMTもすでにDVD化された書籍が誕生してきている[7, 8]．これらのことを考え合わせると，医学部が縫合の練習などで利用しているようなスキルラボ（skill lab）の設立が作業療法評価技術においても可能になることが示唆される．評価技術の習得を学生だけに委ねるわけにはいかないが，適切な頻度で教員の援助を与えたうえで，客観的臨床能力試験（objective structured clinical examination；OSCE）や口頭試問など

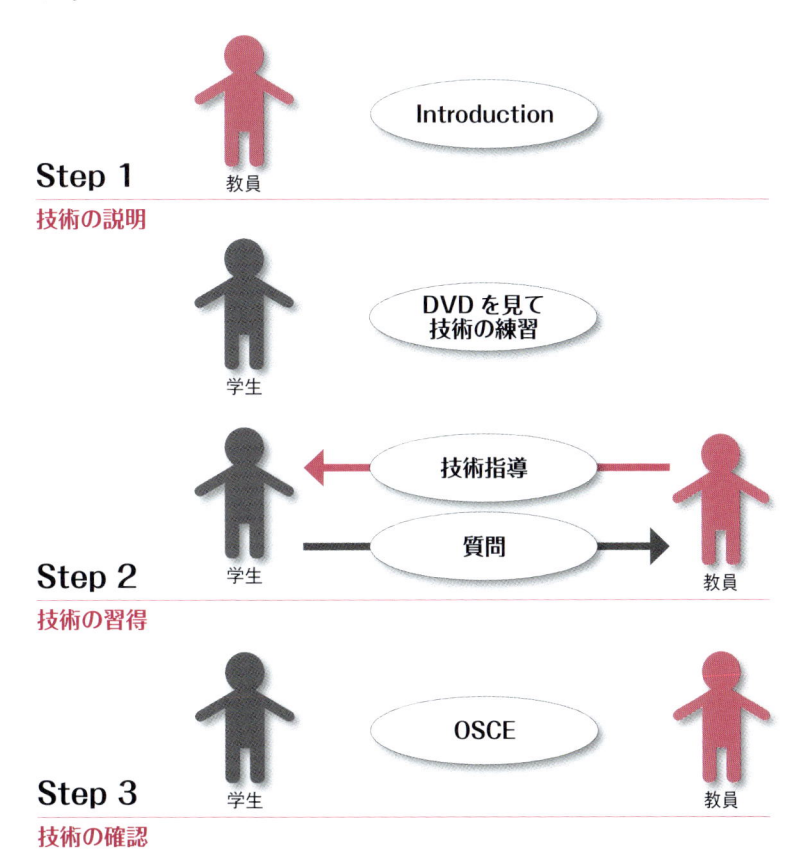

図13 ● **作業療法技術スキルラボ（skill lab）での流れ**

表3 ● その他の映像教材

教材名	時間	使用用途
● カナダ作業遂行測定のやり方	30分	実技
● 改訂 長谷川式簡易知能評価スケールのやり方	15分	実技
● 認知症の周辺症状	7分	講義・PBL
● 認知症の地域生活	20分	講義
● 片麻痺トイレ移乗1	2分	PBL
● 片麻痺トイレ移乗2	1分	PBL
● 失調症,食事	5分	PBL

を併用すれば,可能ではないだろうか（図13）.

　スキルラボの導入に関して,教員側が学生の力を過小評価しすぎてPBLテュートリアル教育の導入に尻込みしてしまうことと同様のことが生じているのかもしれない.学生は教員の想像以上に自己学習に自信をもっており,また,それにより能力を伸ばす可能性も秘めている.

　以上がシナリオを作成するなかで筆者が感じたことである.なお,そのほかにも映像を用いた教材を作成している（表3）.教材の作成にあたっては単にぶつ切りにした映像を流すのではなく,構成を練って考えたうえ,ビデオ編集ソフトを用いてBGMや注意すべきテロップなどの挿入編集を行っている.そのようにして完成させた手の込んだビデオには学生も熱中しやすい傾向があると感じている.今後はさらに映像を用いた教材のバリエーションを増やし,改訂していく予定である.

● 引用・参考文献

1) 吉岡守正,東間　紘（監修）：テュートリアル教育.篠原出版新社,1996
2) 吉田一郎,大西弘高（編）：実践PBLテュートリアルガイド.南山堂,2004
3) 菊池恵美子,笹田　哲：欧米・豪における作業療法教育に関する研究―1989年から10年間の文献調査から―.東京保健科学学会誌3：181-190,2000
4) 井上　薫,鈴木圭介,伊藤祐子,他：作業療法評価学習ビデオの効果と課題.東京保健科学学会誌9：324-329,2006
5) 菊池恵美子,鈴木圭介：問題提起型ビデオ学習の試み.OTジャーナル36：1077-1082,2002
6) 鈴木圭介,菊池恵美子：問題提起型ビデオ教材の教育効果.東京保健科学学会誌4：209-214,2002
7) 福田　修（監修）：ROM測定.PT・OTのための測定評価DVDシリーズ　第2版.三輪書店,2006
8) Hislop HJ, Montgomery H（著）,津山直一,中村耕三（訳）：新・徒手筋力検査法.原著第8版,協同医書出版社,2008

4 受講生からのフィードバック

● 学生1：中澤さん

　PBLの授業は教科書の勉強よりも臨床現場をイメージしやすかったと思います．実際にこのような患者さんに出あったときにどのようなことをしたいかを具体的に考えることができました．また，プリント資料だけでなく，映像を使った資料があると，より分析，討論がしやすいと感じました．さらに，映像資料により作業分析を行うことができるので，臨床実習に応用することができました．

　また，PBLを行っていくなかで生じた疑問点を調べるときに，教科書や参考書を利用します．そうすることで，実際に臨床実習で疑問が生じた場合に，どの教科書，参考書を見れば該当するものが記載されているか，予想をつけやすくなったように感じました．PBLの授業で作成したポートフォリオは自分のわからない点や，調べたこと，考えたことが中心になっているので，後々自分自身の教科書として使えるようになると思います．

　あるテーマに沿ってPBLを進めていきますが，グループによって各々の個性が現れ，発表があるときにはまったく異なる観点から考えられた内容を聞くことができ，とても興味深いものでした．しかし，このPBLの方向性は正しいのか，あるいはまったく違っていることをしているのではないかとPBLの最中に不安になることもありました．それでもPBLは時間が過ぎるのを速く感じるため，普通の授業より楽しいと思います．

● 学生2：鈴木さん

　PBLは少人数での話し合いということで自分の意見も出しやすく，また通常の授業と違いそれぞれの意見を聞き，考えることが多いため，眠くなることもなく臨むことができました．ビデオを見ての症例検討では，自分一人だけではなかなか多くのことを考えることはできないけれど，グループで行うことでいろいろな人たちの意見も聞くことができ，納得できること，納得のいかないことなど多くの意見が出るなかで新たな考えが思いつくこともあり，とても充実した授業でした．

　PBLを行うことで，周りの人の意見も聞くようになれたということも大きかったと思います．周りからの刺激を得ることで，自分で

調べてみようと思うなど，学習意欲を湧かせてくれるものでもありました．PBLを行うよりも授業を聞いているほうが楽かもしれないけれど，PBLで話し合ったことは自分の記憶のなかに強く刻まれており，とても自分のためになる授業だと思います．

● 学生3：黒田さん

　PBL授業を受けて，自分の考えの幅が広がったように感じます．PBLを行うことで自然と物事をしっかり考えるようになり，また他者の意見を聞くことで，異なった角度からの観点に触れることができました．また今回の授業では，与えられたシナリオから出題者の期待する答えを導き出すために，文脈に隠された出題者の意図を考えたうえで話し合いを進める必要があり，とても難しく感じました．しかしこのプロセスを行うことで文章の読解力はもちろん，問題に対する考え方の基準のようなものを知ることができ，物事を考えるうえでの1つの基礎の習得につながったのではないかと思います．

　PBL授業では，講義のような一方向的な授業とは異なり，自分の考えを主張し，他者の考えを尊重し，皆で1つの答えを導き出すことが求められるため，積極性，協調性，自己表現力，考察力など，普段の講義では養えない能力の訓練になったと感じます．これらの能力は臨床に出た際に必要とされるものでもあると思うので，とてもよい勉強になりました．

5 身体障害臨床実習終了後の学生へのインタビュー

参加者：
学生；A，B，C，D．インタビュアー；教員（1名）．

❖ 臨床実習から帰ってきて

——実習はどうでしたか？

A　いろんなことがありましたが，楽しかったです．
B　いろいろな作業療法を直に見学できて勉強になりました．
C　小児期や老年期のケースも経験できて楽しかったです．

——初めての実習で，勉強になったことは何ですか？

A　実際に行われている作業療法の展開を，肌で感じることができました．

C 解剖学とか，介護保険や医療保険についての知識もとても大切だということを実感できました．

B 私の場合，最初のうちは実習の雰囲気に慣れるのに精一杯で，患者さんのことまでは気が回りませんでした．それが少しつらかったです．

——なるほど．

B でも，慣れてくると患者さんのどこが大変で，どう対処すればよいのか，自分なりに考えられるようになりました．それが楽しかったし，勉強にもなりました．

❖ 学校の授業と臨床とのギャップ

——授業で学んだことと，臨床実習とのギャップはなかったですか？

C 授業では"ここがやられると，こういう症状が出る"というような，クリアカットな症例を中心に学びました。でも，実際の臨床ではいろいろな症状がかぶって現われることが多く，"ここがやられると，こういう症状が出る"っていうようなはっきりした症例はむしろ少なかった印象です．

B 私は，一人の人間として患者さんと向き合うことの難しさを実感しました．授業だと，どうしても知識や技術の習得が中心になるので．

——教える側も反省しなくてはならないですね．

B 一人の人間として患者さんと向き合うことが一番大事だということは授業でも学びますし，頭ではわかっているんです．でも，わかってはいるのですが，それがなかなかできなくて．

A 具体的に患者さんのことをどのように把握し理解して，それをどう考えていくか．それが難しかったですね．

——COPM*1 をやることは頭になかったのですか？

A どうやってやればいいのか，とても悩みました．それに臨床の先生方も COPM を実際にはやっておられなかったのです．

——COPM は使いにくいし，フィードバックも得られないということですか？

A はい．授業で習ったことが実際の臨床の流れのなかでどこにあてはまるのか，なかなか結びつけにくかったのだと思います．学校の授業だけでは臨床の一連の流れを学ぶのは難しいでしょうから．

B 先生からも"授業と臨床とのギャップ"についてはいわれていましたが，やっぱり悩みました．

＊1　COPM；
Canadian model of Occupational Performance Measure
（カナダ作業遂行測定）

——当学ではOTIPM[*2]やOPPM[*3]などを利用して，臨床の流れをわかりやすく教えているつもりでした．でも，これらのプロセスモデルを実習先の先生方がご存知ないとなると，学生はどうしたらよいかわからなくなってしまう．臨機応変に，応用力をつける授業も必要だということですね．

A はい．

❖ 学校の授業で役に立ったこと

——では，授業で学んで実習でも役立ったことはありますか？

A 各疾患の症状や機能障害などの基礎医学的な知識は，臨床を見学していても結びつきが早かったです．

B できているか，できていないかは別として，ROM[*4]やMMT[*5]のテスト（OSCE[*6]）があったのはよかったと思います．実習で患者さんを担当したときに，テストで失敗したことを思い出して"このときはこの代償に気をつけなくてはならないな"っていうのがありましたから．

C 私は症例が提示されて，時間の流れに沿って進めていった授業が役立ちました．実習でも，流れにあわせて思い出せたのでよかったです．

——PBLの授業ですか？

C はい．でも，実際の治療につなげたときに，いったいどんな治療法があるのかと考えると，自分の引き出しが少ないので困りました．作業療法士の先生の治療を見学させていただいていると"ああこういうのもあるんだ"って思うんですけれども，自分で考えることは少なかったです．

——そういうところも，もう少し授業や実習でやってほしかったということですか？

C はい．

D 私も自分の引き出しの少なさは実感しました．でも，授業で学んだ床上動作やADLなどの知識は，担当した症例とマッチしていたのでとても役に立ちました．お風呂に入るトランスファーの方法とか，起き上がりの援助の仕方などは特にそうです．

A 起き上がりの援助は私も同じです．

D 自分は背が低いので，起き上がりの援助では手が届きにくかったのですが，授業でやっていたので何とかできました．実技系の授業

[*2] OTIPM；
Occupational Therapy Intervention Process Model
（作業療法介入プロセスモデル）

[*3] OPPM；
Occupational Performance Process Model
（作業遂行プロセスモデル）

[*4] ROM；
Range Of Motion（関節可動域）

[*5] MMT；
Manual Muscle Testing
（徒手筋力テスト）

[*6] OSCE；
Objective Structured Clinical Examination
（客観的臨床能力試験）

はかなりためになったと思います．

❖ PBL の授業について

——実習から帰ってきて，改めて知識を詰め込む従来型の授業と PBL の授業とを比較したらどう思います？

B 従来型の授業だと，どうしても受け身で終わってしまう感じがします．一方，PBL の授業だとみんなで話し合って，学生が考えながら学習できると思います．

——考えるきっかけがあるってことですか．

B そうですね．

A スーパーバイザーの先生にも，臨床は全部 PBL で勉強したといわれました．

——PBL は臨床の学習スタイルそのものですからね．

C ただ，PBL の授業を受けていても，実際の臨床ではよくわかったっていうものもあれば，よくわからなかったというものもあったのが正直なところです．

B 今，PBL の授業を受ければ，前よりもしっかり理解できる気がします．あのときも十分に理解したつもりでしたが，実はよくわからないまま，うやむやに終わっていたのかもしれません．

A 動画つきのシナリオだと，作業分析の先まではイメージしやすいのですが，その後の評価，特に治療のところがよくわからなかったのかもしれません．動作分析や作業分析は，授業でもじっくりやっていたので，臨床実習でも抵抗なくできましたが．

B 私は，何のために評価すべきなのか，その点の理解が不十分だったと思います．

A "こういう評価があって，どうやってやるか"という評価の方法は授業で習いましたが，"どういう人"に"どういった場合"評価が必要になってくるのかまでは，PBL の授業でもあまり触れられなかったのではないでしょうか．

C でも，最終的な仕上げとしての PBL はとてもいいと思います．

——わかりました．まとめますと，従来型の授業よりは PBL の授業のほうが学生は積極的に参加できる．そして実技の実習は大切であり，学習の仕上げとしての PBL は特に有意義だということですね．

一同 はい．

● インタビューを終えて

　話にもあったように，臨床実習を経験した学生や卒業生との雑談で，よく耳にするのは授業で習得したことと実際の臨床で行っていることの乖離，つまりは理想と現実の乖離である．特に身体障害の作業療法領域では理学療法との混在が取り上げられており，作業療法の独自性が薄れていることを感じる．この問題については以前から取り上げられており，1989年の第20回日本作業療法学会でも「作業療法その核を問う」のテーマで議論されている[1]．

　現在は人間作業モデル，カナダ作業遂行モデル，国際生活機能分類（International Classification of Functioning, Disability and Health；ICF）に代表される概念などがかなり注目されるようになった．しかし，これらの概念が十分に臨床に浸透しているとはいいがたい．この問題に関しては，PBLや従来型などという次元の話ではない．また，この問題は教育のなかで学生に訴えるだけでは解決できない．

　この問題は臨床の作業療法士と教員が協力しながら，独自性をもった作業療法を実践する努力を行い，臨床の場と教育の溝を埋めていくことが，教員と臨床家の責務であると考える．

　PBL教育に関しては，このインタビューから「学生はPBLの授業の有用性を感じてはいるが，従来の知識伝授型の授業や実技も望んでいる」ことがうかがえる．特に実技やOSCEなどの実技試験は有用のようだ．臨床現場では実際にクライエントに触れ，実践しなくてはならないことを考えれば当然の意見だろう．

　PBLは知識が統合される形で学習できる点に大きな意味があることを考えると，PBLのシナリオで，知識や技術を一連の流れのなかで学んでいくことがもっとも有用だと学生は感じているようである．したがって，授業スタイルは従来型の実技や講義に加えてPBLも行うという"ハイブリッド式"が適切なのかもしれない．

　教員との関係がうまく築けていれば，学生は授業への率直な意見を出してくれる．時には，学生の意見に教員が傷つくこともあるが，それが授業をよくするための貴重な材料となる．

　学生は"教員の先生"である．学生との対話はとても有意義であり，授業をよりよくしていくためには，学生と積極的にコミュニケーションをとる必要があると考える．

● 引用・参考文献

1）吉田一郎，大西弘高（編）：実践 PBL テュートリアルガイド．南山堂，2004
2）市川和子（編）：作業療法臨床実習とケーススタディ．標準作業療法学 専門分野，第 2 版，医学書院，2011

III 精神障害の作業療法

1 ガイダンス

1. 精神保健医療福祉の流れと作業療法

　2008年の患者調査[1]によると，わが国の精神疾患患者数は323万人を数え，悪性新生物152万人，脳血管疾患134万人，虚血性心疾患81万人，糖尿病237万人に比して，最多であることが明らかとなった．そのなかでも，躁うつ病を含む気分（感情）障害の患者数は，1996年には43.3万人であったのに対し，2005年には92.4万人と倍増し，2008年には100万人を超える（104.1万人）など，短期間で急増しており[1]，自殺による死亡数3.1万人（2009年人口動態統計）のうち，約9割に何らかの精神疾患に罹患していた可能性のあることも示されている．この状況を踏まえ，厚生労働省は，2011年7月，これまで4大疾患とされてきた癌，脳卒中，急性心筋梗塞，糖尿病に，新たに精神疾患を加えて「五大疾病」とする方針を示した[2]．

　このように精神疾患は，他の疾患と比較して決して特殊ではないにもかかわらず，正しく認識されているとはいいがたい．この背景として，わが国の精神保健医療福祉が，長期にわたり入院医療を中心に進められ，救急・急性期・在宅などの一貫した医療体制や，地域生活を支えるための支援の整備が大変遅れている状況が関係している．

　この状況を変えるために，2004年9月，厚生労働省の精神保健福祉対策本部は，"入院医療中心から地域生活中心へ"の転換を基本方針とした，「精神保健医療福祉の改革ビジョン」[3]を発表した．これは，今後10年間で，国民意識の変革，精神医療体系の再編，地域生活支援体系の再編，精神保健医療福祉施策の基盤強化を進めるための具体的目標を掲げたもので，特に精神医療体系の再編については，専門職に対して① new long stay と呼ばれる重症で慢性の経過をた

どる患者群を作らないための早期リハビリテーションの確立，②長期入院者の退院促進による社会的入院の解消，③地域生活を営む精神障害者の要請への応答，に対する具体的な方策が求められている．

2009年9月には，精神保健医療福祉の改革ビジョンの前半5か年の成果と今後の目標について述べられた報告書，「精神保健医療福祉の更なる改革に向けて」が発表され，後期5か年2014年までに統合失調症患者を15万人に減少すること，入院患者の退院率等に関する目標を継続すること，精神病床約7万床の減少を促進させることが，新たな数値目標として掲げられている[4]．

20世紀初頭に，呉秀三によってわが国に導入された作業療法は，これまで，主として長期の入院患者の活動性を高める手段として期待されてきた．しかし，近年の流れのなかで作業療法は，医学的知識と作業療法理論を基盤に急性期から生活機能全体にまで一貫して目を向けることのできる専門職として，施設に留まらない幅広い活動が期待され，大きな変革を求められている[5]．

2. 精神障害の特性と作業療法の役割

精神障害の多くは，情報の入力や調整がうまくいかず，その結果として社会行動上の問題として現れる認知機能障害であるために，その人の行動が疾患に起因するものなのか，その人が本来もっている性格や習慣なのかが区別しづらいなど，障害そのもののわかりにくさが存在する．そのために，サポート自体が必要なのか，必要であればどのようなサポートが適切なのかが周囲にわからず，解決困難な状況に陥りやすい特性がある．

このような障害特性を理解するためには，国際生活機能分類（International Classification of Functioning, Disability and Health；以下 ICF）の枠組みを共通理解とすることが有益である．周知のとおり ICF はこれまでの障害モデル（ICIDH；International Classification of Impairment, Disability, Handicap）が，マイナス面を分類するという考え方が中心であったのに対し，生活機能というプラス面からみるように視点を転換し，さらに環境因子などの観点を加えたことに特徴がある（図1）[6]．

各因子の相互関係は，障害特性によって，影響の仕方や度合いが

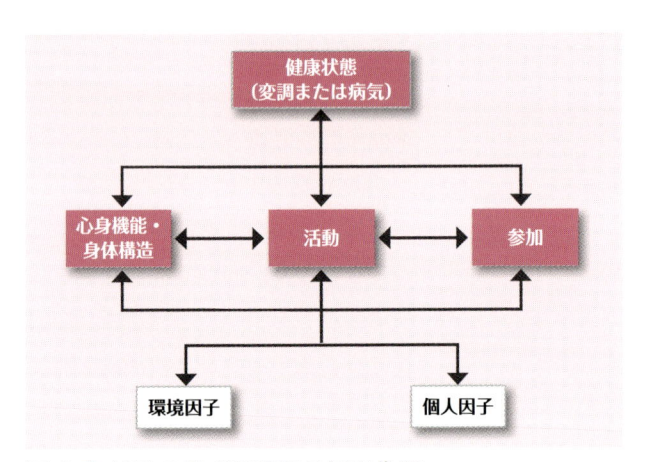

図1 ● ICFの構成要素間の相互作用

異なる．たとえば，脊髄損傷による下半身麻痺のような身体障害では，車椅子などの移動支援機器の使用，パソコン利用での在宅勤務などの「環境因子」の調整によって，職業生活における「活動」や「参加」を可能にすることができる．この調整が，麻痺そのものの「心身機能・身体構造」を改善させることはないが，今置かれている環境に適応しており，健康状態は良好であるといえる．それに対して，精神障害では，治療によって「心身機能・身体構造」に相当する精神症状が変化する一方で，職場環境などの「環境因子」や，性格や価値観などの「個人因子」が，精神症状にも影響を与えることがあるなど，身体障害とは違い「環境因子」や「個人因子」が直接症状に影響を与え，健康状態を規定していることが特徴的である．

　精神障害の作業療法は，このような因子構造や相互の影響性を踏まえたうえで，主に環境因子や個人因子に働きかけながら，日常生活活動や職業活動上の不自由さを改善し，社会参加を可能とする働きかけを行う．この働きかけがうまくいけば，心身機能・身体構造である精神症状も改善させる可能性をもっている．そして，関連領域における理論・モデル・技法（精神力動論のような心理学的立場，学習理論のような行動療法学的立場，ライフサイクル理論などの発達論的立場）を応用し，作業活動の特性を活かしながら，試行体験を通じての回復，新たなスキルの獲得，その結果としての自信の回復や新たな価値観の創造をめざす．

❖ 本授業のめざすところ

　本授業では，これらの知識を前提に，各精神疾患の特徴を学び，

回復段階に沿った作業療法の評価とアプローチ技術を身につけることをめざす（図2）．

学生に期待する到達目標は，以下の6項目である．
① 精神障害の特性をつかみ，おおよそのイメージができる．
② 精神保健医療福祉の流れと精神障害作業療法の歴史について説明できる．
③ 精神障害作業療法で主な対象となる疾患の特徴と作業療法の展開方法について説明できる．
④ 精神障害作業療法の評価方法と手段が説明できる．
⑤ 模擬的に精神障害作業療法における評価とプログラムの立案ができる．
⑥ 医療施設以外の作業療法・近接領域の実践を理解できる．

厚生労働省の「精神保健医療福祉の改革ビジョン」では，基本方針の最初に国民意識の変革が掲げられているように，まずは学生自身が精神障害に対する意識改革を行うことが大切である．そのためには，精神疾患に対する正しい知識をもち，精神障害の特性を早期にイメージする必要がある．これまでに学習した身体障害との特性比較により，その共通点と異なる点を認識することで，精神症状などに直接アプローチするのではなく，人的環境や物理的環境を整えることで調整をはかるというリハビリテーションの視点をもつことが必要である．

各精神疾患の特徴を学び，回復段階に沿った作業療法の評価とアプローチ技術をどのように学ぶかについての詳細は後述するため，ここでは割愛する．

到達目標⑥では，現在の精神科医療においては，急性期医療と地域支援がうまく噛み合うことで，精神障害の再燃・再発に対応し，安心して暮らせるようなシステムを構築する必要性があることについて理解する．また，実践の多くは，1つの職種が単独で活動することは少なく，専門性を明確にしたうえで，チームのなかで十分なパートナーシップを発揮することが不可欠であることの理解を目標とする．

● 引用・参考文献

1）厚生労働省社会保障審議会：第19回社会保障審議会医療部会資料（配布資料）．2011
　http://wwww.mhlw.go.jp/stf/shingi/2r9852000001hx9n-att/2r9852000001hxcp.pdf（全体版）
2）厚生労働省：平成20年患者調査（傷病分類編）．2009

●**授業時間数：**165時間（83コマ）．3年次前・後期．
　　　　　　　担当教員　2名
① 作業療法学専攻3年次前期（53コマ）
　火曜　Ⅴ・Ⅵ時限（15：00－17：55）
　木曜　Ⅰ・Ⅱ時限（8：50－11：45）
② 作業療法学専攻3年次後期（30コマ）＊臨床実習開始前までの4週間で終了
　火曜　Ⅰ・Ⅱ・Ⅳ，Ⅴ・Ⅵ時限（8：50－11：45）（13：25－17：55）
　金曜　Ⅰ・Ⅱ・Ⅳ，Ⅴ・Ⅵ時限（8：50－11：45）（13：25－17：55）
　木曜　Ⅰ・Ⅱ時限（8：50－11：45）
●**学生：**3年生30名程度．テューター2名（評価などの実技を伴う内容には4年生がサポートに入ることもある）．
　学生を1グループ7～8名に分ける．
●**使用教室：**大教室1，およびゼミ室4．
●**授業科目と内容：**以下の4科目を網羅する内容の授業を実施する．
① 精神障害作業療法学Ⅰ　60時間（30コマ）
② 精神障害作業療法評価学　45時間（23コマ）
③ 精神障害作業療法学Ⅱ　60時間（30コマ）
●**授業概要：**
① 精神障害作業療法学Ⅰ　60時間（30コマ）
　精神障害作業療法を学ぶにあたって前提となる基本的事項を学習する．特に次の3点にポイントを置く．
（1）精神保健医療福祉の歴史と作業療法の歩みについてその関係性を検討する．
（2）精神障害の特性について実際の事例を検討しながら学ぶ．
（3）精神障害作業療法の目的と役割，治療構造について理解する．
　　　これらは精神障害作業療法の具体的プロセスと内容を学ぶ際の基礎となる．
［内容］
　精神障害の特性，精神保健医療福祉と精神科作業療法の歴史，退院促進・地域生活支援・就労支援，法律・制度，精神系作業療法の理論，リカバリー，特別講義など．
② 精神障害作業療法評価学　45時間（23コマ）
　精神障害作業療法に関連する評価手段（一般面接・観察・検査・作業面接）について2人組，あるいはグループで，臨床事例をベースとしたシナリオに基づき実践的に学習する．特にリハビリテーション専門職に不可欠な社会生活評価尺度を重点的に学習する．評価に基づいて具体的に作業療法プログラムを立案し，最終的に臨床実習で応用できる技術の習得をめざす．
③ 精神障害作業療法学Ⅱ　60時間（30コマ）＊後期科目
　小グループによるPBLテュートリアル，講義，演習を通じ，精神障害作業療法の主対象となる精神疾患の特徴について理解し，それに起因する生活障害の特性と具体的な作業療法アプローチについて学習する．関連理論や作業活動を軸とする作業療法の視点をいかに治療・援助に活かすのか詳細に検討する．

　授業進行においては，以上の3科目の明確な区別はせず，系統的な学習ができるように内容を再編し実施する．

図2 ● 2012年度授業シラバス（一部を抜粋）

　　　http://www.mhlw.go.jp/toukei/saikin/hw/kanja/10syoubyo/suiihyo18.html
3）厚生労働省精神保健福祉対策本部：精神保健医療福祉の改革ビジョン．厚生労働省，2004
　　　http://www.mhlw.go.jp/topics/2004/09/tp0902-1.html
4）今後の精神保健医療福祉のあり方等に関する検討会：精神障害者の地域生活への移行及び地域生活の支援の一層の推進に向けて「今後の精神保健医療福祉のあり方等に関する検討会（中間まとめ）」．厚生労働省，2008
　　　http://www.mhlw.go.jp/shingi/2008/11/dl/s1120-7a.pdf

●授業進行のイメージ(2012年度)

日程	学習テーマ
4月,5月	精神障害についての概要(3～4回シリーズのDVD) 精神保健医療福祉と精神障害作業療法の歴史 PBL：精神疾患と作業療法(統合失調症；1回目の発表) PBL：精神疾患と作業療法(統合失調症；2回目の発表) 精神障害者の就労支援 ★DVDレポート提出
6月	作業療法の評価と演習 当事者講師による特別講義 ★評価レポート提出
7月	PBL：精神疾患と作業療法(感情障害；3回目の発表) 講義：摂食障害, 神経症性障害と作業療法 精神障害における法制度・社会資源など ★ポートフォリオ提出
10月	PBL：精神疾患と作業療法(パーソナリティ障害；4回目の発表) 作業療法プログラム立案演習 まとめ, 臨床実習に向けて ★プログラム立案レポート提出

＊時間割の関係で年度ごとに若干の変更あり.

●使用テキストと参考書：
1) 山根　寛：精神障害と作業療法. 第3版, 三輪書店, 2010
2) 日本作業療法士協会(監修), 冨岡詔子, 小林正義(編)：精神障害. 作業療法学全書 第5巻 改訂第3版, 協同医書出版社, 2010
3) 朝田　隆, 中島　直, 堀田英樹：精神疾患の理解と精神科作業療法. 第2版, 中央法規出版, 2012
4) 鎌倉矩子, 山根　寛, 二木淑子(編), 山根　寛, 他(著)：ひとと集団・場. 第2版, 三輪書店, 2007
5) 加藤正明, 他(監修)：精神科ポケット辞典. 新訂版, 弘文堂, 2006
6) 鎌倉矩子, 山根　寛, 二木淑子(編), 山根　寛(著)：ひとと作業・作業活動. 第2版, 三輪書店, 2005

●成績評価と課題：
① **精神障害作業療法学Ⅰ**：筆記試験(60%), レポート課題(20%), 精神疾患と作業療法のポートフォリオ内容(20%)
② **精神障害作業療法評価学**：作業療法評価レポート(80%), ポートフォリオ内容(20%)
③ **精神障害作業療法学Ⅱ**：作業療法プログラム立案レポート(80%), ポートフォリオ内容(20%)

5) 宮前珠子, 建木　健, 原　和子, 他：我が国作業療法の現状と今後の展望. 聖隷クリストファー大学リハビリテーション科学ジャーナル 1：11-21, 2005
6) 厚生労働省社会・援護局：「国際生活機能分類-国際障害分類改訂版-」(日本語版)の厚生労働省ホームページ掲載について, 2002.
　　http://www.mhlw.go.jp/houdou/2002/08/h0805-1.html

2 精神障害のシナリオ

次に，授業で実際に使用しているシナリオを示しながら，PBLの進め方を紹介する．まずは，初めて学ぶ学生の立場に立って以下のシナリオを読んでいただきたい．

シナリオ1. 神経症性障害（パニック障害） 高橋さん

高橋さん（35歳，男性，独身）は出先でのプレゼン中，突然，目まいと動悸，気が遠くなるという症状に襲われました．何とかプレゼンを終え，とにかく早く帰って休もうと車に乗り込んだのですが，運転中も症状は改善せず，1kmも走ると路側に停車し休むということを繰り返しながら，やっとの思いで自宅に到着しました．

自宅で横になって休んでもよくならないので，"きっと心臓の病気か何かで，このまま死んでしまうかもしれない"と思い，救急外来を受診しました．すぐに心電図をとるなどの検査をしたのですが，異常はみられません．医師からは「最近忙しいのでは？」と言われ，皮下注射による簡単な処置と，数日分の薬をもらって帰宅しました．それ以来，これほど動悸を伴う不安はありませんでしたが，目まいは繰り返して起こるようになりました．

高橋さんは病院を変えて心臓や脳の検査など，あらゆる検査を受けましたが何も異常はみつからず，「また不全が起きるのでは…」という不安だけがつきまとうようになりました．

> Question
> - 高橋さんの状態についてどう思いますか？
> - このような状態になる原因や要因には，どのようなことが考えられますか？
> - 高橋さんのような状態を呈する疾患（障害）は，古典的分類ではどのような位置づけになりますか？ また，そこに該当する疾患（障害）にはどのようなものがありますか？
> - 高橋さんには，今後どのような働きかけ（治療やリハビリテーション）が必要でしょうか？

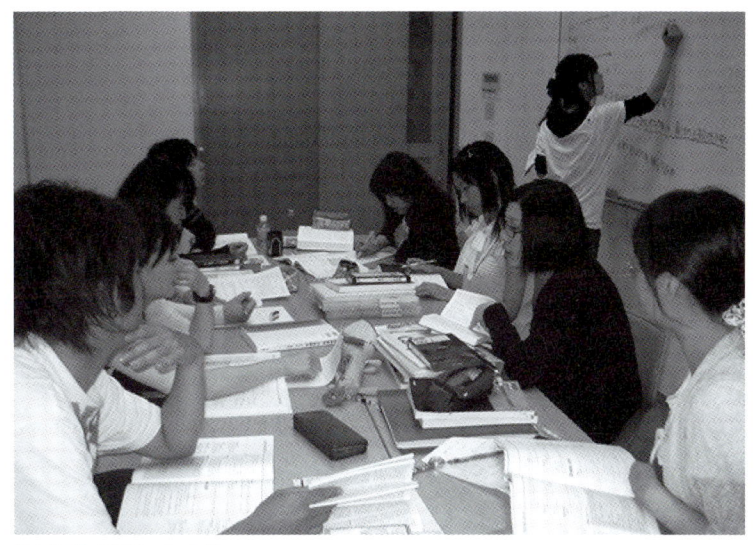

図3 ● PBLの実施

● PBLの手順

　このシナリオを読んで読者はどのような点が気になっただろうか．調べる必要性があると思った個所はどこだっただろうか．

　学生は，シナリオから受ける率直な印象に基づき，調べる必要性を感じる部分をピックアップしていく．

　たとえば，次のようなやり取りである．

学生A「突然目まいが起こり，呼吸が苦しくなり，心臓がドキドキするというのは身体疾患が原因だろうか？　でも心電図検査では異常はないし…」

学生B「医師からの"最近忙しいのでは？"というコメントも含みを感じるし，その後，ドクターショッピングをする高橋さんの行動も気になるなあ…」

　このときすでに，統合失調症や気分障害などの代表的な疾患は学習しているので，その知識と比較しながら，ディスカッションは進む．

　図3はPBLの実際の様子である（ゼミ室を使用）．1つのグループは6～8名程度で，4～5つのグループを構成する．以下の手順で，ホワイトボードに板書しながら進めていく．

① Questionを読んで感じたこと，考えたことを挙げる．
② わからない言葉，知っている知識はあるか確認する．
③ ポイントとなる問題は何かを決める．

④ これから調べる問題の優先順位を決める．
⑤ 個々の問題についての学習計画を決める．

● PBL の情報源

情報を集める手段としては以下のようなものがある．
① 教科書，PBL 図書（これはグループに1冊用意されている）
② 辞書
③ インターネット
④ 教員に聞く，など

　教員であるチューターの役割は決して答えを教えるのではなく，学生自らが答えにたどり着くように方向づけることが重要である．簡単に答えが与えられてしまうと，学生は途端に学習意欲を失ってしまう．

● PBL を通じて知識を獲得する過程

　このシナリオは神経症性障害（パニック障害）を想定している．学生がPBLシナリオを通じて知識を獲得する過程は概ね次のとおりである．

　まずは気になるエピソードをヒントにして，すでに知っている疾患（統合失調症や気分障害など）との違いを比較検討することで，今回は心因性（原因論による古典的分類）に該当することを推測する．次に標準的な疾患分類であるICD-10の神経症性障害の分類を参照し，シナリオのエピソードを繰り返し確認するなかで，高橋さんがパニック障害であることを特定する．この過程で，基本分類の学習を自然に行うことになる．

　次に神経症性障害の基本的な特徴（原因や誘因，有病率，好発時期，中核症状，経過と予後など）をつかむために，教科書をフルに活用することになる．その過程で，神経症性障害の疾病成立には，脳内神経伝達物質の関与とともに，不安や葛藤，防衛機制という精神力動的な考え方があることを知る．これらの知識を統合して考えることにより，さまざまな症状を呈する神経症性障害のメカニズムを理解することができるようになる．通常は講義で説明される内容を自ら調べ獲得していくことにより，深い理解につながることを狙いとしている．

　疾患の知識をしっかり固めたところで，作業療法の役割とアプローチを同様の手順で調べていく．

● シナリオ作成のコツ

　シナリオの対象者名については，リアリティを出すため，Aさんという表記はしない．ただし，履修学生の氏名と重ならないように配慮している．

　シナリオ作成の際には，以下の点に留意している．
① 臨床でよく出会う標準的なエピソードであるか．
② 教えるべき必要なことが網羅されているか．
③ 探索的に学習できるキーワードが入っているか．
④ 学習すべき順序は妥当か．
⑤ 興味をもって取り組めるか（ワクワクできるか）．

　これらがうまくいくと，PBLシナリオは，主体的な学習のきっかけをつくる有効なツールとして機能する．

　臨床家からみると，シナリオの記述は不十分であったり，不自然と感じられる部分もあるかと思われるが，学生の主体的な学習を促すことが目的であるため，意図的に情報を減らしたり，典型的な症状や行動を多く盛り込んだ内容になっていることを付け加えておく．

　次からのシナリオ2～6は，授業資料をそのまま掲載しているため，若干の説明不足があることをご容赦いただきたい．

シナリオ2. 統合失調症　浅川陽子さん①

　浅川陽子さん（28歳，主婦，夫と2人暮らし）は，ある日ご主人に付き添われて，精神科クリニックを訪れました．陽子さんは，「近所の人に噂をされる，いじめられる気がする」と少し興奮気味に訴えます．よくよく話を聞いてみると，高校3年生ぐらいから「人に監視されている」「自分のことを噂している」などと思うようになったと言います．

　陽子さんについてご主人は，「最近は話しかけてもボーっとしていたり，場にそぐわない笑いがみられたり，昼間から寝て過ごすことが多くなった」と言います．

> **Question**
> ● 陽子さんの来院時の様子についてどう思いますか？ このような状態になる原因や要因には，どのようなことが考えられますか？

❖ シナリオのねらい

● 問題点の抽出と解決が期待されるポイント例

[疾患理解]
- 精神疾患の分類について（ICD-10，DSM-Ⅳ-TR，日本における古典的分類）
- 原因と誘因（生物学的，心理学的，社会学的）
- 精神症状（陽性症状，陰性症状など）
- 薬物療法（定型抗精神病薬，非定型抗精神病薬）
- 発症年齢（タイプによる違い）
- 経過と予後，など

シナリオ3. 統合失調症　浅川陽子さん②

　診察の結果，陽子さんは統合失調症と診断され，精神科病院に入院して薬物療法が開始されることになりました．陽子さんは，入院直後は「イライラする」と訴え，情緒不安定でしたが，徐々に落ち着きを取り戻してきました．そして，1か月が経ったある日のインタビューで，「退屈なので何かしたくなりました」という申し出により，作業療法が処方されました．

《作業療法への依頼目的》
　情緒の安定，気分の発散．
　担当の作業療法士は陽子さんと面接をして，当面の作業療法を以下のように始めることにしました．
① 軽い身体運動で体を動かすこと．
② 手順が明確で工程の少ない創作活動．

> **Question**
> - 作業療法士はなぜ，軽い身体運動と手順が明確で工程の少ない創作活動を取り入れたのでしょうか？

❖ シナリオのねらい

● 問題点の抽出と解決が期待されるポイント例

[疾患理解]
- 統合失調症の回復過程と早期の状態．

[作業療法] 回復過程に沿った作業療法（急性期から回復期前期）
○目的
- 病的状態からの早期離脱．
- 二次的障害の防止．
- 現実への移行を援助する．
- 心身の基本的機能を回復させる．

シナリオ4．統合失調症　浅川陽子さん③

陽子さんは作業活動を通して，徐々に調子を取り戻し，落ち着いた行動がみられるようになってきました．

そろそろ退院に向けて具体的な準備を進めるために作業療法士と2回目の面接を行い，相談の結果，以下の3点について取り組むことになりました．

① 簡単な調理ができるようになること．
② イライラしたときに気分を鎮める方法を知ること．
③ 家の外でも過ごす場を探すこと．

> **Question**
> - 陽子さんは今どのような回復段階にあると考えられますか？
> - 作業療法での目標 ①～③ を達成するためには，具体的にどのようなことをすればよいですか？
> - 陽子さんは退院後も病院に通う必要はありますか？　あるとすれば退院前に確認しておくべきことは何でしょうか？

❖ シナリオのねらい

● 問題点の抽出と解決が期待されるポイント例

[疾患理解]
- 統合失調症の回復過程，回復期後期と維持期の状態．

[作業療法] 回復過程に沿った作業療法（回復期後期，維持期）
目的：
- 自己能力の現実検討，生活技術の習得，方法の変更による対処の仕方を学ぶ．
- 社会資源や人的資源をうまく利用できるようになる．
- 精神障害に対する社会のバリアフリー化にあたる支援を行う．
- 対象者自身が留意し生活を通して習得することの援助をする．
- 生活環境の調整や社会的援助をする．

シナリオ5. 気分障害（うつ病）　神谷さん①

　神谷さんは45歳，2人の子ども（長女15歳，長男11歳）と5歳年下の妻と4人暮らしです．勤勉で責任感の強い神谷さんは，銀行に同期入社の同僚よりも早く重要なポストにつくなど，はた目には順風満帆な人生を送っているようにみえます．

　しかし，最近仕事が忙しくなり，上司からの厳しい要求と部下からの要望に挟まれて，家に帰っても仕事のことが頭から離れず眠れない日がしばしばあります．だんだん食欲もなくなり「消えてなくなりたい」などと口にするようになったため，心配になった奥さんに連れられ精神科クリニックを訪れました．

シナリオ6. 気分障害（うつ病）　神谷さん②

　入院後1か月くらいは，「疲れて何もできない」と不安そうにしていた神谷さんでしたが，十分な休養と薬物療法の結果，しだいに不眠や食欲減退などの身体症状が改善されてきて作業療法の処方が出されました．

　作業療法士が導入面接のため病室を訪問するとすぐに起きあがり，姿勢を正して話に応じます．まだ表情は硬く伏し目がちで弱々しい印象を受けますが，疎通性は良好です．日常的な話題には柔和な表

情もみられ，趣味の釣りの話もしてくれます．

　プログラムは利用者の少ない午後の個人作業療法（パラレルな場）を勧め，細かい木片を集めて組み立てる「寄せ木細工」でペン立ての作成をすることになりました．木片を1つ1つボンドで積み上げながら，仕事から一時離れ安堵の表情を浮かべている神谷さん．しかし，一方で「仕事ができる自分」を見失い，自己愛を傷つけられている自分との葛藤に苦しんでいるように感じました．

> Question
> - 作業療法のプログラムの構造（目的，内容，場や時間など）についてどう思いますか？　作業療法を進めるうえで，どのようなことに留意すべきでしょうか？
> - 作業療法はうつ病患者に対して，どのような面で寄与できると考えられますか？

❖ シナリオのねらい

● 問題点の抽出と解決が期待されるポイント例

[疾患理解]
- 原因と誘因（生物学的，心理学的，社会学的）．
- 双極性（うつ病相と躁病相）をもつこと．
- 精神症状と身体症状があること．
- 性格傾向（うつ病相と躁病相に共通性があること）．
- うつ病の好発時期〔青年期，産褥期（産後うつ病），働き盛り，老年期など〕の存在とその理由など．
- 経過と予後．

[作業療法]
○目的
- 身体，精神，社会的な側面を考慮した行動レベルの全体的な改善．
- 性格傾向と関連する思考・行動面の偏りの緩和．

○評価
- 探索的な言語面接，投影的な検査方法は原則として禁忌．

○活動
- うつ：安易な励まし，なじみの活動は過去の自分との比較をしやすいため不適．
- 躁：行動の枠組み（約束事，行動範囲など）の逸脱に注意する，など．

3 PBL の舞台裏

前述の目標を達成するために，授業構成を以下のように考えた．

1. 授業展開の順序

① 精神障害のイメージ化
② 精神保健・医療・福祉政策の流れと精神障害作業療法の歴史
③ 精神疾患の特徴理解
④ 精神疾患による日常生活への影響理解
⑤ 精神疾患に対する作業療法のプロセスと内容
⑥ 精神障害作業療法における評価と模擬的実施
⑦ 評価結果に基づく作業療法プログラムの立案・実施
⑧ その他：就労支援，事例報告のまとめ方，小テスト・ポートフォリオ作成など

2. 授業展開の工夫

1．授業展開の工夫 I

● 精神障害の特性イメージをいかに早期に固めるか

学生にとっては，精神障害を実際にイメージするのが難しい．まずは，DVD などの視覚教材を用いて，当事者が自分の体験を語る場面や，精神科医療の現状を取材したドキュメンタリーを視聴することで，おおよその「① 精神障害のイメージ化」をはかる．そして，ある程度疾患のイメージができたところで，「② 精神保健・医療・福祉政策の流れ」と現状について，「③ 精神障害作業療法の歴史」とともに説明をする．

ワンポイント：当事者の体験の語り，入院・通院の精神医療，地域生活支援，社会参加と偏見の問題を描いたドキュメンタリー（3〜4回シリーズのDVD）を視聴し，内容の要約と考察・感想をまとめたレポート提出を課題とする．このことで，身体障害との違いと共通性，精神障害者を取り巻く現状などを知る機会となり，精神科医療に携わる専門職の共通の土壌を早期に理解することができる．

2. 授業展開の工夫 Ⅱ
● PBLの題材をどのように活用するか

　PBLシナリオは，「③ 精神疾患の特徴理解」「④ 精神疾患による日常生活への影響理解」「⑤ 精神疾患に対する作業療法のプロセスと内容」，これらを網羅的に学習するきっかけを作るツールとして用いている．

　授業は，PBL → 講義 → DVD視聴 → 作業療法のポイント解説という，一連の流れを意識した構成としている．

《PBL》

　学生は「もし，シナリオの症例を自分が担当することになったらどうするか」ということを念頭に置き，まず自分で考えてみる．次に自分の考えをグループメンバーとともにディスカッションしてみる．そして，方向性が明確になったら，教科書・文献などの資料にあたり，自分なりのまとめの資料を作成する．その後グループの代表者1〜2名がPBLの結果を発表（科目終了までに，1度は必ず発表することが義務づけられている）し，他のグループからの意見と教員のコメントを聞くという流れを踏む．このプロセスにおいて学生は，臨床で必要な見立て，獲得すべき知識の認識・情報収集を自然に行うことになる．

《講義》

　教員は，あらかじめ今回のテーマとなっている精神疾患の特性を，パワーポイントにまとめ，補足資料とあわせてポイント解説を行う．学生は，個人でまとめた資料と講義の内容を照合し，正確に学習できているかどうか（トライ・アンド・エラー）を確認することになる．

ワンポイント：講義では多くの資料を配布する．その整理のために，「授業の指針」という，講義予定および資料のリストを記載したプリントを配布している．

《DVD視聴》
　一通り精神疾患の特性を確認した時点で，学習した精神疾患のエピソード（たとえば，働き盛りのうつを主人公としたものなど）をテーマにしたドラマを視聴することにより，イメージを確実なものとする．
　視聴するドラマは，テレビで馴染みのある俳優ばかりが出演している．これにより，授業という堅苦しさから解放され，楽しみながら学習することを狙いにしている．

　　ワンポイント：単なるお楽しみに終わらないため，あらかじめ注目すべきポイントをレジュメに記載し，精神疾患を学習する目的から外れないようにしている．また，そのときに書き込まれた資料は，ポートフォリオのなかに含め，授業の最後に提出を求めている．

《作業療法のポイント解説》
　疾患のイメージが固まったところで，教科書に掲載されている作業療法実施事例を通じて，その疾患の特徴と作業療法の介入ポイントを確認する．このとき，事例の流れに沿って設問を列挙したレジュメを学生に配布し，一度自身で考える機会をもつ．その後，設問の答えを学生とともに確認しながら，教員がコメントをする．最後に，あらかじめ用意しておいた作業療法の介入ポイントのまとめ（パワーポイント）を用いて作業療法のポイントを解説する．

　　ワンポイント：このように，あくまでも臨床的思考を中心に据え，その背景として介入の原則を学ぶという方法をとることで，作業療法介入の目的と根拠を明確に意識できるようになると考えている．シナリオや事例の活用は，そのプロセスを経験するための手段の1つである．

（注）多様な精神疾患のすべてをこのような方法で扱うことは時間的に難しい．本授業では，精神障害作業療法の対象となる主要5疾患（統合失調症，気分障害，外因性精神障害，神経症性障害，パーソナリティ障害）の特徴と作業療法の展開方法について説明できることを目標とする．

3. 授業展開の工夫 Ⅲ
● 作業療法評価と作業療法介入をいかに教えるか

《評価》

　作業療法の評価については,「⑥ 精神障害作業療法における評価と模擬的実施」により教授する．作業療法に限定せず，精神機能評価，社会生活機能評価，作業面接を扱う．特に，最も活用頻度の高い社会生活機能評価については，実際の症例のプロフィールや評価結果などをあらかじめ提示し，評価シートに点数を転記しイラスト化（図4）するという演習を行う．

> **ワンポイント**：臨床で評価尺度を使用する際には，本来逆のプロセスをたどる．しかし，目の前に症例がいるわけではない授業では，どうしても説明に終始してしまいがちで学生の印象には残らない．そこで，担当教員2名で相談し，実際の症例のプロフィールや評価結果などをあらかじめ提示し，項目を確認しながらデータの点数を評価シートに転記する作業と，そこから浮かび上がる本人像（想像する容姿，得意・不得意）をイラスト化することを，PBLのグループで実施することにした．それにより，評価シートの特徴と使用のコツを体得し，精神疾患による生活上の障害をより深く理解することを狙いとした．

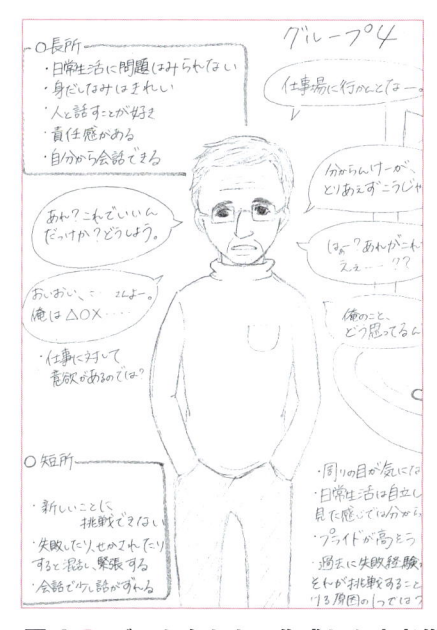

図4 ● データをもとに作成した患者像の例

《プログラムの立案・実施》

上記により明確になった評価結果をもとに,「⑦ 評価結果に基づく作業療法プログラムの立案・実施」を行う.これは,評価演習で検討した症例に対して,プログラムを立案し,学生同士で模擬的に提供するということを行うものである.

> ワンポイント：「もし自分がその方の担当であったなら,どのような作業療法プログラムを立案するか」という視点で,回復段階,作業療法の枠組み（時間,場所,頻度など）を具体的にグループで考える.その後,実際にプログラムを提供する（される）ことで,実施のコツなどを実感することを狙いとしている.

4. 授業展開の工夫 Ⅳ
● 生活者としての当事者の視点をいかに入れるか

さらに,「② 精神保健・医療・福祉政策の流れ」を確認したうえで,ゲストスピーカーによる実践例を盛り込んだ3つの特別講義（精神保健福祉士による社会復帰施設と地域ネットワークについて,作業療法士による地域実践例,当事者の話）を実施し,医療施設に完結しない新たな視点を提供する.

> ワンポイント：当事者の話は,自らの体験を語ることを講演事業として位置づけており,授業で話す機会を提供することで本人自身のリカバリー体験にもつながっている.

その他として,「⑧ 就労支援,事例報告のまとめ方,小テスト・ポートフォリオ作成など」で学習を補っている.

4 受講生からのフィードバック

1. 精神障害作業療法の授業に対するアンケート結果

2008年度の授業最終日に,精神障害作業療法の授業に対するアンケート調査を行った.調査用紙は,18項目から該当する番号を選択する部分(複数回答可)と,自由記述欄の2つの部分で構成され,授業を受けた作業療法学専攻3年生29名全員から回答を得られた.以下にその結果を示した.

❖ 該当項目の選択結果

70%以上の学生が,「学習で重視」したと回答したのは6項目,「効果的」だったと回答したのは9項目,「興味深い」と回答したのは6項目であった(表1).

そのうち,「学習で重視」し「効果的」だった重複項目は,〈2.自分の考えをグループメンバーとともにディスカッションする〉〈6.パワーポイントによる精神疾患特性の解説〉〈9.パワーポイントによる作業療法の解説〉〈13.評価演習で用いたシナリオに沿ってプログラムを考えること〉〈14.プログラム立案ポイントに基づきグループでディスカッションすること〉の5項目であった(表1).

また,「興味深く」「効果的」だった重複項目は,〈7.DVD視聴による疾患イメージ化〉〈15.実際にプログラムを提供する(される)経験〉〈18.精神障害の当事者が語る講義〉の3項目であった(表1).

❖ 自由記述式欄のコメント

自由記述欄に書かれたコメントは以下のとおりである.

● PBLについて

① 進め方
- 最初にPBLを行い,自分でレポートを作ったりすることで,授業に抵抗なく入ることができた.
- 毎回,同じ流れでシナリオの提示がある点が効率的でよかった.
- 事前にPBLで扱うテーマについて下調べをしておくと,より理解が深まった.

表1 ● 精神障害作業療法学の授業についてのアンケート結果

	項目	学習で重視 人数 (%)	効果的 人数 (%)	興味深い 人数 (%)
PBLについて	1. シナリオの題材	9 (31)	10 (34)	11 (38)
	2. 自分の考えをグループメンバーとともにディスカッションする	29 (100)	23 (79)	14 (48)
	3. 個人で資料を作成する	19 (66)	15 (52)	1 (3)
	4. PBLの結果を発表する（グループの代表者1～2名による）	19 (66)	19 (66)	8 (28)
講義について	5. 授業指針の提示	1 (3)	19 (66)	0 (0)
	6. パワーポイントによる精神疾患特性の解説	27 (93)	27 (93)	13 (45)
	7. DVD視聴による疾患のイメージ化	18 (62)	27 (93)	29 (100)
	8. 教材の事例を用いた作業療法のポイント確認	11 (38)	18 (62)	18 (62)
	9. パワーポイントによる作業療法の解説	27 (93)	23 (79)	14 (48)
評価演習について	10. パワーポイントによる評価のポイント解説	28 (97)	17 (59)	3 (10)
	11. 社会生活評価尺度，演習時シナリオの題材	19 (66)	26 (90)	13 (45)
	12. シナリオ対象者のイラスト化	10 (34)	18 (62)	22 (76)
プログラム立案演習について	13. 評価演習で用いたシナリオに沿ってプログラムを考えること	22 (76)	23 (79)	11 (38)
	14. プログラム立案ポイントに基づきグループでディスカッションすること	24 (83)	25 (86)	13 (45)
	15. 実際にプログラムを提供する（される）経験	20 (69)	28 (97)	28 (97)
その他	16. 社会復帰施設と地域ネットワークについての講義	14 (48)	17 (59)	21 (72)
	17. 地域で実践する作業療法士の講義	12 (41)	19 (66)	26 (90)
	18. 精神障害の当事者が語る講義	14 (48)	23 (79)	26 (90)

＊70％以上のものを着色．対象学生は29名．

- PBLの人数は5～6人が適切と感じた．

② グループディスカッション

- PBLに教員が常駐していないため，余分な緊張感がなく，自由に思ったことを発言できた．ポイントが見つからないときには，先生のヒントが助けになった．
- テキストや参考文献を頼りに，文章で書かれていることを自分たちで一から理解することは大変だったが，理解できたときの充実感は大きかった．
- PBLメンバーとの関係が深まった．

③ 個人で資料を作成する

- 自分でレポートをまとめる作業により，さらに理解が深まった．
- 個人による資料作成は大変だったが，理解を深めるためには必要だと思った．
- 全体的に課題レポートが多く大変だったが，自分なりに理解するためには適切な量であった．
- 発表担当以外のときは，自己学習がおろそかになることがあった．
- 課題量が多かったため，自己学習に時間が割けずに残念だった．

④ PBL の結果を発表する
- 他のグループの意見を聞くことで，さまざまな視点から考えることができ，さらに新しい発見もあった．
- その疾患がどういうものであるか，自分が理解したと思っていたことを相手に伝えることができなかったことで，実はまだ理解できていないと気づくことができた．

● 講義について

① 授業指針の提示
- 最初の授業で配布された授業進行予定表や授業の指針は，予定を把握するのによかった．また，復習にも役立った．
- 授業の指針は，初めは丁寧すぎると感じたが，これから何を学ぶのかが明確に示されることで，授業のポイントがつかみやすくなった．また，あとでポートフォリオを作るときにも役に立った．

② 精神疾患特性の解説
- 興味をもてるように話してもらえたので，以前よりも精神科作業療法に関心がわいた．
- 重要な点を把握しながら講義を聞けるので，理解しやすかった．
- 講義のなかでの先生の体験談がとても興味深かった．
- PBL の内容だけでは不足している部分があるため，そこを講義によって補ってもらえることで，安心できたし理解できた．

③ DVD 視聴による疾患イメージ化
- ドラマやマンガを教材にしていたため，イメージしやすく，また気分転換にもなりよかった．
- PBL を通して自分たちで疾患を学んだ後，解説や DVD をみることができたので，イメージ化や知識の整理がしやすいと感じた．
- ドラマが教材になっているため，身近で楽しみながらも，疾患の全体像を効率よく把握できてよかった．
- 具体的に障害像をイメージするうえでとても役に立った．
- 視聴覚資料は対象者の具体的なイメージ化にとても有効だと感じた．
- ドラマのストーリーとポイントが書かれていたことが学習を助けた．

④ 事例による作業療法のポイント確認・解説
- 事例のなかから作業療法のポイントとなる部分を拾っていく講義は，イメージがつきやすかった．

● **評価演習について**
- 対象者のイメージをイラスト化したことは，状態を把握しやすくするとともに，評価から得られる情報がどのようなものであるかを明確にすることができた．その人を多面的にとらえる手段となった．
- 考え方はよくわかったが，もっと対象者を評価や面接の部分から検討してみたかった．

● **プログラム立案演習について**
- どういう視点で評価を進めるのか，自分たちなりに考えることができた．
- グループで取り組んだことで，個人では見落としがちなことを補うことができた．
- 実際の事例を扱うことで，臨床に近い学びができた．
- プログラムを実際に行うことで，患者側がプログラムに対してどう感じ，考えるかを学べたり，セラピスト側では，一度行ってみることで反省点が見つけられるなど，発見することが多くあった．
- セラピスト側からの視点ではなく，患者側の視点に立ってプログラムを考えることが重要であるとわかった．
- プログラムを経験することで，自己分析をしたり，「作業」というものについて考えさせられた．
- グループで取り組んだことで1人の責任が軽く感じられた．今後の実習に向けて役に立つ良い経験となり，1人で考えて提供することに抵抗が少なくなった．
- プログラム実施の際，クライエントに合った作業が見つかったとしても，場所・時間などについても考え，それが現実的なものかどうかを検討する必要があることを知った．
- 実際に行ってみることで見えてくる問題があるということがわかった．
- 「作業」の特性を改めて感じることができた．
- プログラムを提供した（された）後のグループディスカッションの内容を共有することで，両者の意見を取り入れることができるため，今後の参考になった．

● **その他**
① **特別講義について**
- 当事者の話を聞けたこと，接する場がもてたのがよかった．

- 特別講義では，実際に現場で活動されている方，当事者の貴重なお話を聞くことができ，とてもよかった．いろいろな考え，見方をもつことが大切だと感じ，ますます精神科領域の興味が増すきっかけとなった．
- 他職種とどのように関係しているのか，地域で何ができるのか，病院外での作業療法士の必要性など，多くのことが学べた．
- 当事者本人は実際にどう感じているのか，どのような方向性をもっているのかなど具体的に知ることができた．ご本人と会ったということだけでも，臨床現場の雰囲気や様子が感じ取れたことがよかった．
- 新たな作業療法領域の開拓ができるのではと思った．
- 当事者の話を聞いて，医療スタッフとの感じ方のギャップを痛感した．私たちが思っている以上に多くのことを感じ，悩んでいると知り，本当の意味での当事者理解に向けて努力していくことが大切だと思った．

② 授業の進め方全般について

- PBL → 講義 → DVD → OT 解説という流れは知識が深まりやすく感じた．
- 一度自分で考えてから，その後に答えをもらうという展開がわかりやすかった．
- 初めは，PBL を予習として行い，その後講義を聞くという形式に不安を感じたが，実際には授業がとても理解しやすく，身についている実感があった．

2. まとめ

　講義のみでは「理解したつもり」にはなるが，使える知識にはならない．いかに実践に近いリアリティを意識させられるか，いかに主体的に，興味深く，かつ楽しく学習させられるか，2人の教員でディスカッションし，試行錯誤を経て3年目で今のスタイルとなった．

　該当項目の選択結果（表1）より，多くの学生が「効果的」かつ「学習上重視した」のは，ディスカッションを通じて考えること，講義によるトライ・アンド・エラーの確認など，一度自分で考えてその正誤を確認するプロセスであった．

　また，「学生が効果的かつ興味深いと感じた」のは，DVD 視聴に

よる疾患のイメージ化，実際にプログラムを提供する（される）という経験，精神障害の当事者が語る講義など，五感を使い自身の体験と照合するものであったり，当事者の体験を耳にし，障害のとらえ方のギャップに気づかされる機会であった．自ら考えること，五感を使い体験すること，異なる立場の価値観に触れることは，大切な要素であると考えられる．

　本稿を執筆している現在，学生は臨床実習に出ている．どの学生も，はじめはシミュレーションと実際との違いに戸惑う．しかし，しばらくすると膨大なポートフォリオを頼りに，自分なりの取り組みを始められるようである．

　PBLのプロセスは，内容そのものに加え，学ぶ方法を身につけさせることも意図している．講義のみの授業とどの程度違いがあるのか安易に比較はできないが，作業療法士として歩み始める数年間のうちに，これらの取り組みが効果をみせるのではないかと考えている．

IV 発達障害の作業療法

1 ガイダンス

1.「発達障害」という言葉について

　発達障害者支援法のなかで「発達障害」が定義されたことにより、どの対象について述べようとしているのかを明示する必要が出てきた．そこで，「発達障害」の言葉の整理をしながら，本書で示す対象について述べたい．

　1970年に米国が「発達障害サービスと施設建設法」という法律のなかで"developmental disabilities"という用語を用いた頃から，その訳として「発達障害」という用語が広く使われるようになったといわれている．ここでの発達障害は，障害が18歳までに発生し，生涯にわたって存続すること，そしてそのことが生活上のさまざまな側面に影響を及ぼすという概念を含んでおり，身体および精神の障害を包括的にとらえていると解釈ができる．

　また，私たち日本の作業療法士も，発達障害を，「人生の初期の段階（一般に胎児期から18歳頃までの発達期）で受けた障害が個人の一生涯にわたってさまざまな能力に重篤な影響を及ぼす場合をいう」[1]として，発達期における身体的，精神的な疾患または障害をすべて含めて対象として考えてきた．

　しかし，2004年12月に成立した発達障害者支援法のなかで，発達障害が「自閉症，アスペルガー症候群その他の広汎性発達障害，学習障害，注意欠陥多動性障害その他これに類する脳機能の障害であってその症状が通常低年齢において発現するものとして政令で定めるものをいう」[2]と定義されたことによって，発達障害という言葉が指す対象の障害が，使う人や場面，文献などが書かれた年代によって違ってくるといった現象が起こっており，少なからず混乱をしているのが現状である．

　実際には，発達障害が指し示す対象の障害を，発達障害者支援法

の定義に沿って使うことが多くなってきている印象を受ける．これらの状況を理解したうえで，発達障害という言葉を注意深く使う必要がある．

　本書では，発達期に障害が発生し，それが生涯にわたって存続し，結果としてさまざまな能力に影響を及ぼす，身体的・精神的な疾患または障害すべてを発達障害として表現したいと考えている．発達障害者支援法によって，法の狭間で支援体制のなかった人たちに日があたったことを喜ばしく思いつつも，すべての障害のある子どもたちに等しく支援体制が整い，障害の種類による壁が取り払われ，発達期に障害が発生した人たちを1つの概念として示す適切な言葉が使える日が来ることを期待したい．

2. 発達障害がある子どもと付き合うということ

　私たち作業療法士が（それ以外の職種も）発達障害のある子どもたちと出あったときに心しておかねばならない一番大事なことは，彼らもいずれ成人になるということを正しく理解するという点である．そして，彼らの家族も，他のすべての家族同様に，家族としての形を作り上げていく途上にあるということを理解する必要がある．

　「すべての人間とすべての家族は等しく同じ道筋を歩んでいく」という事実をしっかりと感じてほしい．子どもも家族も，家族間の人

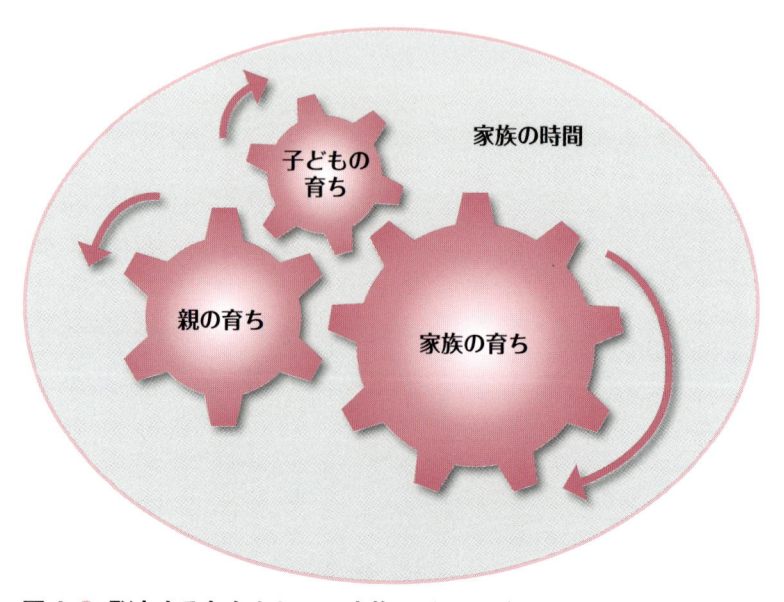

図1 ● 発達する存在としての家族のイメージ

間関係や社会との関係において発達する存在である（図1）．しかし，子どもに障害があるということが，子どもと家族の生活の仕方を通常とは違う方向に変えてしまうことが多いのが現状である．

発達障害児に対する作業療法は，彼らとその家族にとって，当たり前であるべき生活をいかに当たり前に過ごせるような支援ができるかということに尽きる．

3. 「育てる」ということ

子どもが対象になるということは，「育てる」という作業が不可欠である．「育てる」ことは，障害のあるなしにかかわらず，すべての子どもに必要なことであるが，簡単ではないこともまた事実である．

障害のない子どもの育ちを考えてみよう．母親を中心とする周囲の大人はどのように接しているのだろうか？ その子の力に応じて頑張らせるところ，手伝うところ，見守って練習をさせるところというように分けて，子どもが自分でできるようになるためのアプローチを行うのが通常であり，多くはごく自然に段階をつけてかかわっている．

一方，障害児はどうだろうか？ やはり，障害のない子どもと同様にその子の能力に応じて自分で頑張らせるところと手伝うところ，特別のもの（自助具や環境整備など）を使うところを見極め，見守りながら練習をするのではないだろうか．このプロセスこそが「育てる」作業である．

発達障害領域の作業療法は，他の対象者に対する作業療法とは違うという見方がされがちである．一般的には，子どもは発達・成長をする存在であるため，生活の基本となる場所が変化し，それに応じて課題も変化する．そのため，ライフステージに沿った作業療法の展開が求められる（図2）．しかし，年齢とともに生活が変化するのは，子どものときだけではなく，成人になっても変化し続けるのには変わりがない．

発達障害の領域では，子どもはできなかったことができるようになる，知らなかったことを学んでいくという「育つ」側面が非常に大きな要素となる．そこが成人との違いである．また，発達障害児はできない理由を，障害と発達という2つの側面で考えねばならない．そこが少しだけ複雑に感じるところであろう（図3）．

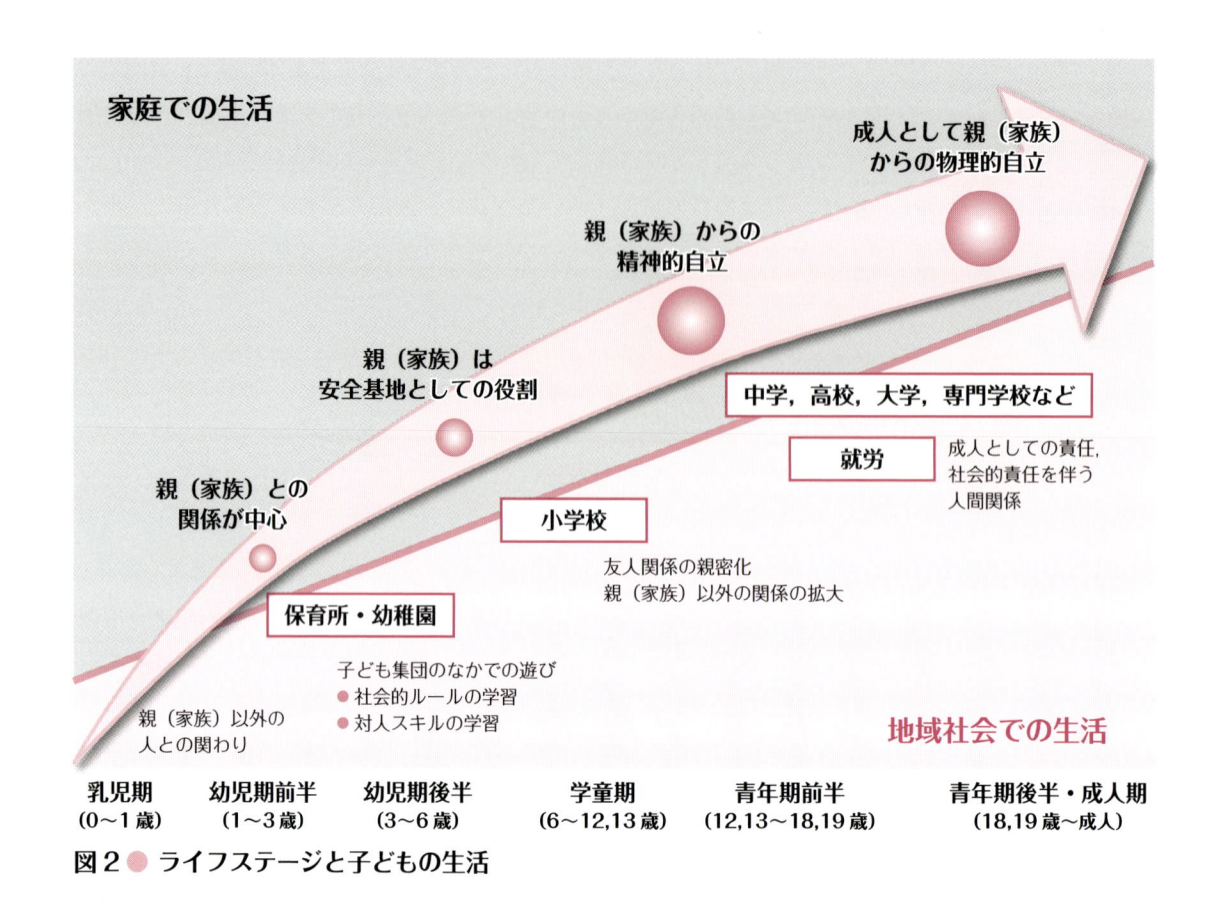

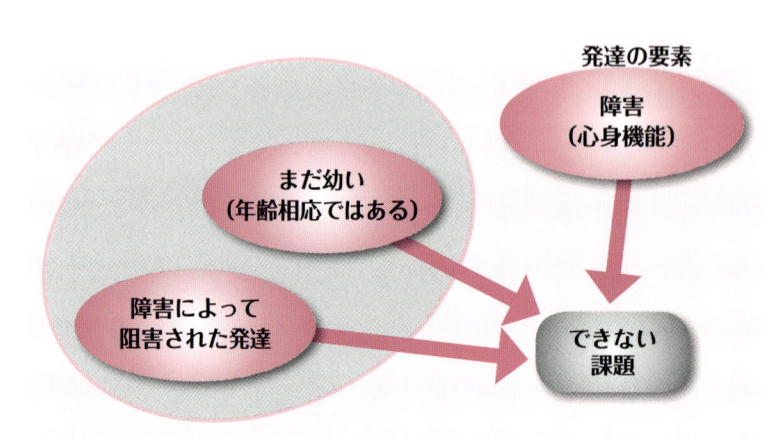

図2 ● ライフステージと子どもの生活

図3 ● できない理由を構成する要素

❖ ライフステージを意識したかかわりを学ぶ

　発達障害児の作業療法は，ライフステージで考えることができれば整理がしやすい．子どもの課題の到達点を，日常生活の視点で考えるのである．同年齢の子がしている生活が同じようにできているかどうかが正しく評価できれば，発達を難しく考えなくても，到達すべき目標が決まる．

　とはいえ，発達障害児が正常発達の段階を踏んで目標に到達するというやり方をしていては，いつまでたっても生活は変化しない．正常発達を知っていることは大切であるが，それにとらわれてはいけない．子どもが発達するのは，毎日の生活が適切な刺激となっているからである．健常といわれる子どもも，毎日の繰り返しのなかで物事を上達させていく．障害のある子どもも，毎日の繰り返しを大切にさせ，成長・発達のできる環境に置くことが望ましい．日常生活が充実していると，子どもは発達する．作業療法士は，子どもの発達を促せるように，毎日の生活をうまく送れるよう支援しなければいけない．

　心身機能における問題点は，程度こそ変わったとしても，多くの場合成人しても持ち続けるため，「障害と共存」しながら「育つ」ことを考えなければならない．改善をあきらめるのではない．「よりよく育つ」生活を考えてほしい．この育つという言葉には，精神機能・社会性の育ちも含まれており，子どもの「自尊感情」を育てることも忘れてはいけない．

2 発達障害のシナリオ

シナリオ1. 重症心身障害児の食事

このシナリオは，臨床では担当する可能性が高いが対応の難しい事例に対し，子どもと家族が自尊感情を損ねることなく，誤学習をすることなく，いかに生活を支援するかを考えてもらいたく作成したものである．しかし，PBLの教材として使用するには難しすぎると判断し，このシナリオに基づいて，事例のVTRと作業療法（OT）アプローチの経過を講義形式で行った（シナリオは一部フィクションである）．

学生は自分で調べることはしないが，事例を身近に感じ，真剣に考えながら聞く態度がみられた．

学習してもらいたいキーワードとして，以下を想定した．

① 重症心身障害児
② 食事（食べるという営み）
③ 医療不信
④ 両親（家族）支援
⑤ 早期からのOT（将来を見据えたアプローチ）

❖「ミルクが飲みたい？」重症心身障害児

シート1 ◆ 主治医からの情報

康ちゃん（2か月）に会う前に，主治医から以下のようなことを聞いています．

- 康ちゃんは，ご両親にとって初めてのお子さんです．出産時に，多くの問題があったようです．
- 早期破水し，その後様子を見ていたところ，胎児の心音が低下し，20分後も回復の兆しがないために鉗子分娩となりました．その後，気道確保のために挿管されましたが，翌日抜管されました．痙攣がみられたということです．哺乳ができない，機嫌が悪く，抱いても反り返ることが多いなどの状況がありました．この間，康ちゃんはA総合病院に入院していました．ご両親は転院を強く希望され，自宅から1時間半も離れた隣県の小児専門病院である当院に

> 取り扱い注意
>
> **[生年月日]** 19XX年○月○日
>
> **[出生後の経過]**
> ● 当院受診にいたる経過
>   19XX年
>   ○月○日　　　誕生：Apgar score 5点 → O_2 蘇生
>   　　　　　　　3分後 → 6点，7分後 → 9点，10分後 → 10点
>   　　　　　　　自発呼吸が最後まで出現せず
>   　　　　　　　体重 3,300 g，身長 50 cm
>
>   ○月○+5日　　発熱，痙攣 → A総合病院へ → 保育器へ
>
>   ○月○+20日　 保育器から出る
>
>   ○月×日　　　A総合病院退院 → 母の実家へ
>   　　　　　　　（当院を紹介される）
>
> ● PT開始からOTに至る経過
>   19XX年
>   ○月△日　　　当院受診
>   同日　　　　　診察，主治医がPTと交渉 → 即PT開始
>   　　　　　　　以後，月1回の割合で診察，PT継続していた．
>   ○月□日　　　摂食指導のためにOT開始（生後2か月）

図4 ● 康ちゃんの症例資料

受診となったようです（図4）．

シート2-1 ◆ 康ちゃんの現状

作業療法士が康ちゃんを観察したところ，次のような状況がみられました．

- ほとんど常に喘鳴が聞こえる．後頭部に短縮があり，それに伴い下顎が後方へ引かれており，舌根沈下がみられる．肩甲帯も後方に引かれており，上肢を体幹前方であわせることに抵抗がある．
- 静止時には低緊張．下部腰椎部にも筋緊張の亢進がみられ，全体的に反り返りが強い．眠くなったときはミルクを飲めるが，そうでないときは泣いて飲めない．覚醒しているときには吸啜できない．

- 口腔内の過敏性もあり，口腔内のマッサージは泣いて反り返る．丸くまとめるように肩にもたせかけるようにして比較的リラックスしているときには，ゆっくりとした口腔内のマッサージにも慣れてくる．しかし，母は積極的に口腔への関与ができない．
- 姿勢の管理をしても乳首を吸うことができない．

シート2-2◆ 症例の医学的情報

症例の医学的情報は以下のとおりです．

- 生年月日：19XX年○月○日，在胎40週（作業療法士面接時点で生後2か月）
- 出生時体重：3,300 g
- Apgar score：6点/5分後
- EEG（脳波）：複雑部分発作あり
- MRI：中心溝付近，小脳白質，内包後脚，脳幹に異常が認められる．萎縮は認められない．
- 哺乳：生後24日目に時間をかけて30 cc飲めたのが最高．
- 反射：ATNR（非対称性緊張性頸反射），TLR（緊張性迷路反射）；(＋)，ルーティング；(＋)，サッキング；(－)
- 服薬：テグレトール®

シート3◆ 「食べること」への道のり

- 康ちゃんは泣いて反り返ることが多く，お母さんはうまく抱けません．両親は初めての子どもでもあるために，哺乳ができないことに対する不安が強く，また今後どのように育っていくかがよくわからず，いつも心配そうな表情です．経口栄養だけでは十分でないために，経管栄養を併用することが必要です．お母さんにチューブの管理を指導すること，てんかん発作のコントロールをすること，摂食指導をすることを目的に約1か月間の入院が決まりました．
- また，これらの状況を踏まえて，哺乳ができるようになることに重きを置かずに，離乳食からの口腔摂取を促進する方向に目標を置きました．ミルクを飲めなくても将来的に食べられるようになるかもしれないことで，お母さんは，少し希望がもてたようでした．

シート4◆家庭での生活の始まり
- 1か月後，母によるチューブ管理ができるようになったため退院となりました．また，発作のコントロールと摂食指導の継続のために，外来での作業療法が実施されることになりました．生まれて初めて自分の家に帰ることになったのです．家庭での育児全般に対する援助が必要でしょう．

シナリオ2．成人へと成長する過程の考察

　このシナリオは，PBL教材として実際に使用した．学習してほしいこととして，以下を想定した．
① 障害児教育の現状（特別支援教育）
② 障害児の生活環境（特別な環境下での生活とそれによる生活の制限）
③ 障害者の自立支援のための社会資源
④ 乳幼児期からライフステージを意識した生活の大切さ
⑤ 障害児が地域で生活するとはどういうことか

　PBLで使える時間は3コマで，最後に発表を行ってもらう．学習を進めるために，以下のような手順で行った．
①《シート1-1》を配布．
② 状況をみて《シート1-2》，ADLの状況，症例資料を配布．
③ 話し合いが少し進んだところで，当時のVTR（OT・PTの実施風景）により，事例の主に運動機能を確認．
④ 各グループの発表後，担当作業療法士のOTの実施状況と，事例の受験の結果について話をする．また，事例が27歳のときの様子のVTRと就労状況や外出状況を，写真，資料で提供する．

Ⅳ　発達障害の作業療法

❖「高校を受験したい！」純子さんの挑戦

シート1-1◆ 純子さんのプロフィール

- 純子さんは，A県立B特別支援学校の中学部3年生です．A県C病院に，生後2か月から通っており，理学療法（PT）を受けていました．次いで言語療法（ST）が始まり，OT開始は6歳でした．近所の保育園に通園し，その後はB特別支援学校に入学しました．現在は自宅から遠いということで，学校内の寮で生活をしています．

- 純子さんは特別支援学校のなかでも，学習に重点を置いたクラスに所属をしており，数学が好きです．生徒会の仕事もするなど，学校では活発に活動をする生徒です．

- 純子さんは，最近進路についていろいろ考え始めました．特別支援学校の高等部に進む方法もありますが，一般の高校を受験したいという気持ちになっていました．両親も，いろいろと不安はあるものの，純子さんの願いを受け止めようと考えていました．

シート1-2◆ 純子さんの状況

- 純子さんは，脳性麻痺のアテトーゼ型と診断されています．左右差があり，痙性が左に強く出ます．特に，細かな作業をすると，左半身の筋緊張が強くなります．アテトーゼがあるために，運動のコントロールが難しく，目的の動作をするためには大きな努力が必要で，そのためにより痙性が高まるのです．

- 純子さんは持ち前の好奇心と努力で，電動ミシンを使って裁縫を楽しむこともできますが，疲れるので長時間は続けられません．また，パソコンの操作も練習したいと考えています．

- 純子さんのADLは，表1のような状況です．

＊学生には，純子さん，A県立B特別支援学校とも，それぞれ実名で提供しています．授業での実名使用については，純子さんご本人の了解を得ています．

表1 ● 純子さんのADL状況〔15歳時（中学部3年生，寮生活）〕

項目	評価	内容
食事	自分でできていた（いる）こと	スプーン，フォーク（箸）使用．どんなメニューもOK．生野菜は食べにくい．まとまらない．味噌汁はおわん（食器はプラスチック）で．
	手伝ってもらっていた（いる）こと	学校では配膳と片付けは手伝ってもらう．
	かかる時間［夕食］	30〜40分（しゃべると遅れる）．
衣服を着る	自分でできていた（いる）こと	ボタンのないものはOK．ボタンも大きければOK．ズボンは総ゴム．靴下，スクールソックスもOK．ジャージが多い．ブラジャーもOK．
	手伝ってもらっていた（いる）こと	なし．
	かかる時間［春・秋くらいの服装］	10〜15分．
衣服を脱ぐ	自分でできていた（いる）こと	着ることのほうが難しい．
	手伝ってもらっていた（いる）こと	なし．
	かかる時間［春・秋くらいの服装］	5〜10分くらい．
排泄	自分でできていた（いる）こと	全部自立．トイレットペーパ（片手に巻く）の使用やナプキンの交換には時間がかかる．
	手伝ってもらっていた（いる）こと	移動が難しい．手すりなどがあればOK．車椅子のまま入れればOK．
	かかる時間［入り口から出るまで］	5〜10分．
入浴	自分でできていた（いる）こと	自立．湯船には，寮ではスロープで入る．自宅では手すりを利用．背中はタオルを長く持って前から回して洗う．お湯は桶で汲む（取っ手があるもの）．バケツに汲んであるものを使うことも．自宅ではシャワーを使用．
	手伝ってもらっていた（いる）こと	なし．
	かかる時間［洗い始めから身体を拭くまで］	40〜50分．
移動	自分でできていた（いる）こと	車椅子移動．つかまり立ち．膝立ち．四つん這い．
	手伝ってもらっていた（いる）こと	時間がないときは，車椅子を押してもらう．長距離移動．
字を書く	自分でできていた（いる）こと	鉛筆使用．ノートはA罫を使用し，1行おきに記入．線を引くときにはピッチマン（万能定規）を使用．
	手伝ってもらっていた（いる）こと	なし．
消しゴムを使う	自分でできていた（いる）こと	大きめのものを使って自立〔E-KNOCK（三菱鉛筆），フレックスフィット（ぺんてる）など〕．または電動消しゴムを使用．紙が破れやすかった．
	手伝ってもらっていた（いる）こと	なし．
本を読む	自分でできていた（いる）こと	机に置いて読む．字が細かいのは好きじゃない（読みにくい）．読むのは遅かった．ページをめくると破れたこともある．めくれなかったこともある．
	手伝ってもらっていた（いる）こと	なし．

3 PBLの舞台裏

「先生，難しいー」「先生，何を考えたらいいのー？」
最初の年度に聞こえてきた学生の悲鳴である．筆者にとって事実上初めての授業である．予想はしていたものの，学生はそれをはるかに超えて混乱していた．

発達障害の対象疾患・障害は幅が広く，伝えたいと思うことを連ねると授業時間はまったく足りなかった．筆者が担当する発達障害領域の科目は3年生の後期に開講される．他の教科でPBLのテューターをした経験から，抽象的なシナリオでは，学生が多くのことを自ら調べて学び取ることはかなり難しいことを実感していたので，多くの成果を期待しないことが望ましいと考えていたが，2006～2008年の3年間で，PBLの実施は変更を重ねてきた．その経過を理由とともに振り返る．

1．地域作業療法の授業としてPBLを位置づけたこと

授業時間内にPBLのグループワークの時間を保証する必要があることと，同時期に他の領域のPBLが並行して行われている現状を考えると，いくつものシナリオを同時に提供しても，それをこなすことは学生への負担が大きくなることが予想された．発達障害領域では1つのシナリオをこなすのが精一杯であると感じていたので，知識の統合が必要な地域作業療法の授業のなかに位置づけることにした．これは，3年間を通して変更はしなかった．

2．テューターは1人……

授業にかかわれる教員は1人である．2006年度は助手の教員1名に手伝ってもらっていたが，行き詰まったら聞きにくるという学生の自主性に任せる形にしたことで，全部で6つのグループに対して十分なかかわりがもてたとはいえなかった．2007年度以降は，基本的に筆者1人で行ったので，方向性を決めかねていた班に対する介入は遅れた．

3．PBLを提供する時期，方法の模索

2006年度（初年度）は，3年生の後期の最初から開始した．発達

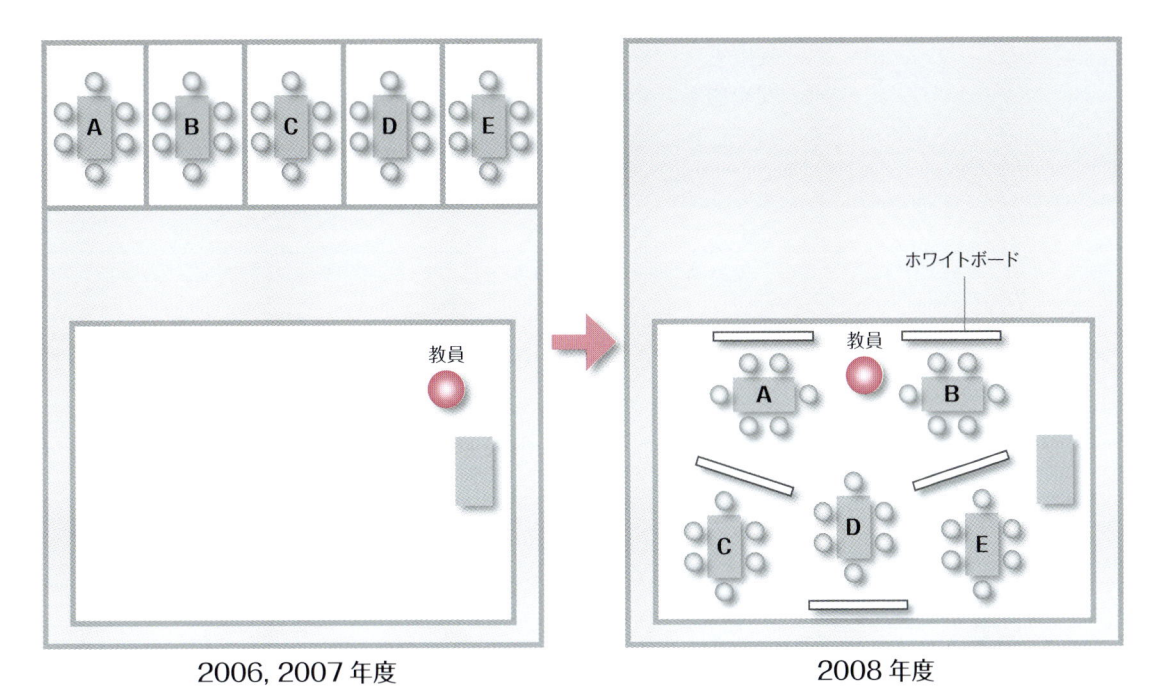

図5 ● PBL導入時の教室の使い方

障害の知識がほとんどない時期であるため，学生は戸惑った．脳性麻痺の理解や，ADL表から機能の状況を読み取ることなどの作業がまだ困難であると感じた．基本的な知識がないと知識の統合まで達するのに時間がかかる．また，複数の科目が並行して進行していることで学生に余裕がなく，課題を必死でこなしている印象が強かった．

2007年度は，後期後半にPBLをもってきた．しかし，学生はやはり方向性を焦点化することが難しかった．学生に「あなたが担当作業療法士だったらどうする？」という問いかけをして初めて，自分がどのスタンスに立って考えればよいのかがわかり作業が進むという状況であった．

2008年度も後期後半にPBLをもってきた．シナリオを若干手直しして，高校受験に焦点を絞ることと，知的能力の高い事例の進路問題を考えられるように言葉を選んだ．本書に掲載しているシナリオは2008年度に使用したものである．また，導入の授業を1部屋で5グループが行う形態をとったことで各グループの進行状況が見えるようになった．過去2年間は5グループが5つの演習室に分かれたため，各グループの活動が教員から見えにくかった（図5）．

毎年共通したことであるが，「何を調べればいいのですか？」という質問が来る．症例（純子さん）は高校受験ができるのだろうか，

どのようにして高校に通うのかなど，地域社会の資源についても疑問や感想をもっており，まとまりそうに感じられる話し合いが行われているにもかかわらずである．「この子があなたの担当児で，こんなふうに考えているのよ」と助言すると，初めて方向性を定めて進めることができるようである．

　作業療法士としてできることはわずかかもしれない．しかし，子どもを取り巻く社会資源（物的資源，人的資源）と家族の考えや本人の希望，心身機能の状況などの因子を考え合わせて，何ができるか，何が必要か，また作業療法士は何をするべきなのかが見えてくる．子どもが地域で暮らすということの全体像をみて，作業療法士の立ち位置を考えることができれば，このPBLは大成功である．

4．学生はPBLで学んでいるか？

　学生はPBLが好きとはいえないが，講義よりも理解でき，多くのことが学べると感じている傾向にはある．しかし，負担に感じていることは否定できないし，感想には個人差がある．また，学生の発表やレポートはまずまずの出来であるが，自由に考えを広げてから焦点を絞り込むという作業は十分にはできていないように感じる．作業療法士としての基本的な知識や考えの組み立て方だけでなく，地域社会で生きていくとはどういうことなのかという点について，はっきりとした気づきがあるかどうかには不安が残る．学生がPBLのなかで議論をしたり調べたりしたからといって，それが印象に残り，大切であると感じているとはいい切れないからである．

　そのため，授業の最後に，担当教員の意見を言語化することが必要ではないかと感じている．しかし，それによって，PBLでの学習の意味合いが大きく損なわれる危険性もあることを十分注意しなければならない．

5．PBLの使い方

　学生にとって，自由すぎるスタイルはかえって難しいようである．また，ある程度の基本的な知識の教授が必要であると感じる．また知識が未熟な学生にとっては，ハイブリッド式であること，課題が見えやすいこと，また結果がグループごとに違うことこそがおもしろいのだと，はっきりと言語化して伝えることが，学生が自由に，かつ積極的にPBLに取り組める条件のようである．

4 受講生からのフィードバック

学生がPBLによる授業をどのように評価しているか把握すべく，授業終了後にアンケートを行った．

2006年度は地域作業療法学の授業評価（学部既定のフォーム）の項目にPBLに関する質問を加えて行った．図6では〈❼意欲〉と〈❽知識〉の項目に該当する，「PBLに意欲を持って取り組めましたか」，

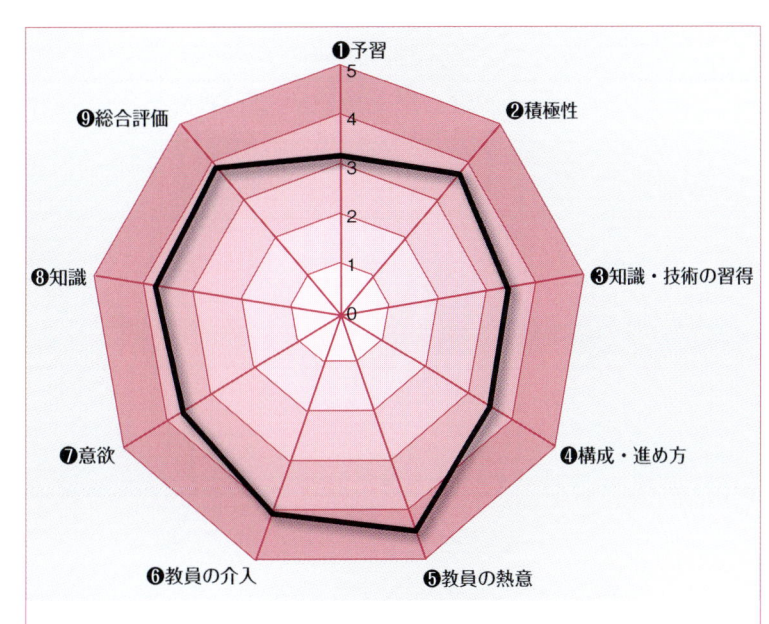

- PBLの時間も結構あったので，話をまとめることができた．
- どのようにアプローチをしてゆくのかを考えるのは楽しかった．
- 発達障害のある子どもの生活や進学に関する問題を考えることができてよかった．
- 資料がわかりにくかったが，視聴覚教材はわかりやすかった．
- 実際のケースだったので興味をもてたし，臨床で問題になりそうなことがわかってよかった．
- 発言が少なかったのでもっと言えるようにしたいと思う．
- 課題が漠然としていて進め方がわかりにくかった．
- 授業時間が少ない．
- 参加しない人が出てくるとやりにくい．
- 班の構成を考えてほしかった．
- PBLの時間を生かしきれなかった．
- グループによって異なる視点の発表がおもしろかった．
- 脳性麻痺の講義が先にあったのでよかった．
- 発表後のレポートで，考えを深めることができてよかった．
- 学習の機会が十分に与えられていた．
- 質問したいことがすぐに聞けなかった．
- 自由に調べる形で，調べることの制約（はずしてはいけないポイント）がなかったので意欲につながった．

図6 ● 2006年度学生アンケート結果

「PBLによって多くの知識を得ることができましたか」の2項目である．5段階評価で，「5：とても良い，4：良い，3：普通，2：悪い，1：とても悪い」である．

2007年，2008年は，PBLに関するアンケートを授業評価とは別に行った（図7，8）．5段階評価とし，「5：そう思う，4：やや思う，3：思う，2：あまり思わない，1：思わない」とした．質問内容は以下のとおりである．

❶ PBLに積極的に取り組んだ．
❷ PBLのほうが意欲がわくのでいいと感じる．
❸ PBLのほうが多くのことを学べる．

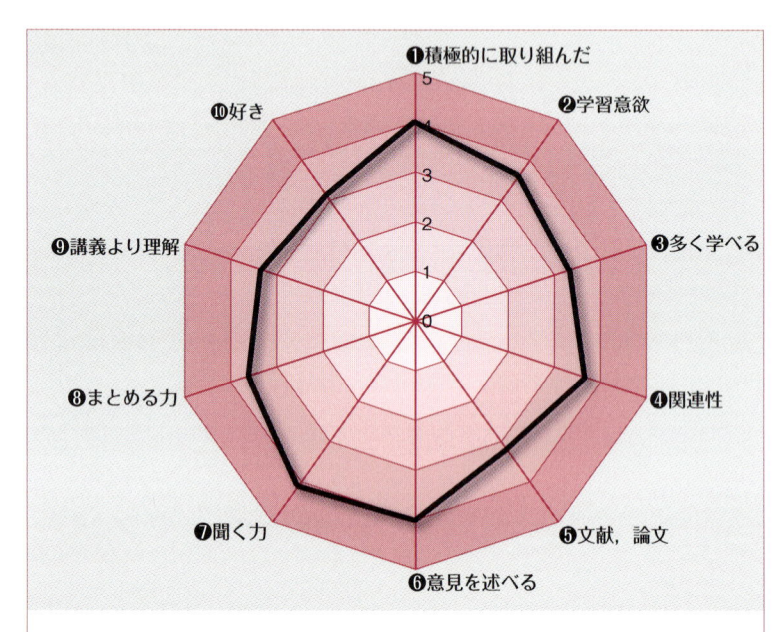

- 役割が決まってくることが利点でもあり，欠点でもある．
- 調べるべきことがわからず戸惑った．
- インターネットや文献の探し方が身についた．
- シナリオについての教師の意見がもっと聞きたかった．
- 人任せになった部分がある．
- 方向性がわからないときがあった．
- 授業以外の時間も使うので負担になった．
- いろいろな考えが学べるのはよいと思う．
- 予定があわないときは，少ない人数で行わなければならなかった．
- 意見を言ったり聞いたりする力は身について，実習で役に立った．
- テューターが必要だった．
- PBLは自分から積極的に学ぶことが要求され，さらに講義を聞くことで理解が深まるので，生きた知識が身につくと思う．
- 自主学習で得られる知識だけでは不十分なので，講義が必要だと思う．
- 他者とのコミュニケーション能力の向上になる．

図7 ● 2007年度学生アンケート結果

- 自分たちで授業を進めているという実感がわくために意欲が出る．自分たちで探し，見つけ出し，みんなで理解できることが楽しい．
- PBLのほうが受身的な講義よりも積極性や考える力が身につくと思う．
- 何もわからない状態から自分たちだけで学習を進めていくことは大変だけど，その後講義をすることで，知識が身につきやすいと思う．
- 通常の講義と比べて自ら調べる機会が多いので，調べたことが頭に残りやすいのではないかと思う．迷走することもあるが，その分，学べることもあった気がする．
- PBLでは他の人のいろいろな意見が聞けるため，「こういう考えもあるんだな」と，とても勉強になると思う．
- 人数配分がPBLでは重要になると思う．あまり多すぎると参加しない人も出てくるし，意見がまとまらなくなる．そのため5～6人が望ましいと思う．
- PBLの成果はグループメンバーに左右されてしまうところがあることも頭に入れなければいけない．たとえば，特に何も活動しなくてもPBLは進行してしまう，人数が多いと進行しない，少ないと負担が大きい，など．
- PBLを経験してきたことで，自分の考えを人に伝えることの難しさ，人の考えを理解してゆくことの難しさを知ることができた．初めは嫌だったPBLも，今では有意義な時間となった．
- PBLのほうが積極的な姿勢で臨むことができる．発表後に講義があると，PBLの内容を振り返りながら理解が深まる．ディスカッションの力がつく．
- シナリオを基に進めていくので，周りの意見も知ることができてよいと思う．自分で考えていくので，記憶に残りやすいと思う．
- グループごとに何を重点として取り組んだかが異なるため，発表の際にも積極的に聞こうと思うし，その内容も新しい視点なので興味深い．
- 発表のときに，グループごとで内容が違うことがあり，自分たちが気がつかなかった点について追究していたりすると興味深い．でもグループ間で，学習していることに差があるのではないかと不安になった．
- 通常の講義と比べて積極的に学ぶことができるが，人によって（グループによって）得た知識が異なるのはよいことなのか，戸惑うことがある．
- PBLは通常の講義より記憶に残りやすく，とても勉強になる．だけど，本当に大切なポイントを見逃していないかと思うこともある．
- PBLは自分の意見や考えが反映されることが多いが，わからないことが明確になり，その後のフィードバックを受け止めやすいし，他のグループの意見や考え方もみられるので，いろいろなものを吸収できる要素があると思う．ただ，反省点として，変な方向に話がそれてしまい，肝心な点を見落としてしまうこともあった．
- 通常の講義はどうしても受け身になるが，PBLは自分たちで進めていかなければならないため，必然的に積極的になれる．自分たちで考え，話し合ったことをまとめる力が以前よりついたと思う．
- PBLでの学習と，その後の教員からのフィードバックも兼ねた講義を聞くことで，より効果は発揮されると思う．この2つをあわせることで，学習の理解力がつくと思う．
- 常に頭をフル回転している感じ．いろいろな意見，時には反対の意見も出ておもしろかった．
- PBLを行うことで，なぜそうなるのかということをグループ内で深めていきやすく，また，記憶にも残りやすいと感じた．
- PBLを行うことで，自分の考えを素直に出すことができ，学生同士でお互いに高めることができると感じた．
- どのように進めていけばよいのか迷うことがある．自分たちが調べていることが的を射ているのか不安になることがある．
- 脳性麻痺の評価について知らないままPBLを行ったので，取り組みにくい部分があった．
- PBLは気軽に発言ができ，自分の考えも膨らませることができるので，積極的に学習できる．
- 今回のPBLは，何について調べるか，考えるかという方針がまったく指定されていなかったので，取りかかりにくさがあった．しかし，グループで興味のわく部分を集中して考察できたので楽しかった．

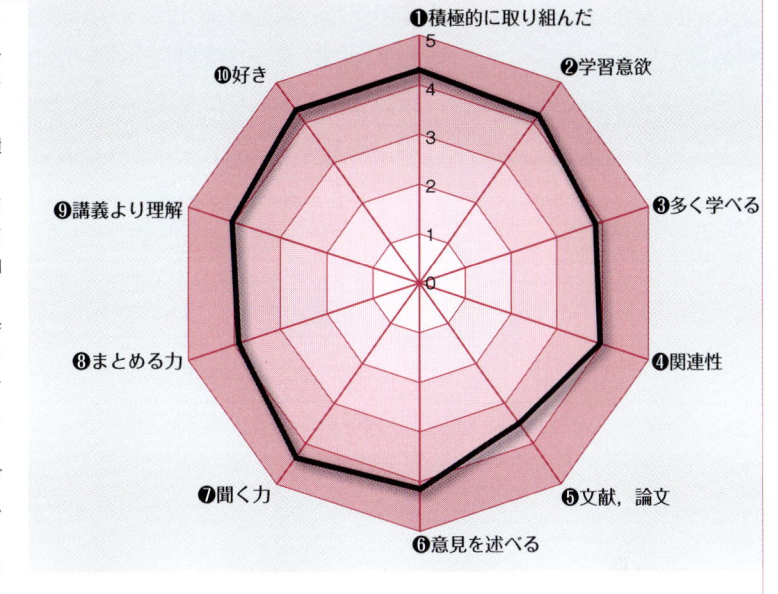

図8 ● 2008年度学生アンケート結果

❹調べたことや講義の内容の関連性がわかった．
❺文献の探し方や論文の読み方が身についたと感じる．
❻意見を述べる力が身についたと感じる．
❼意見を聴く力が身についたと感じる．
❽意見をまとめる力が身についたと感じる．
❾講義より理解できると感じる．
❿PBL のほうが講義より好きである．

　最後に設けた自由筆記欄へ記載されたものをそのまま掲載するので，学生の生の声を感じ取っていただきたい．2006 年度は，授業評価の自由筆記欄から PBL に関するものを抜き出した（図 6）．

　学生のグループワークの態度を見ていると非常にまじめに取り組んでいるという感想を持っていたが，学生の感じ方は個人差が大きいのが現状であった．高い評価をした学生もいれば，そうでない学生もいる．しかし，相対的には高い評価が多く，2008 年度の評価が最も高くなっている．これは，シナリオやグループワークの環境を変更したことが学生の評価に反映したと考えられるが，年度ごとに学生の気質が違うことも関係しているかもしれない．PBL はグループワークで行う部分が多く，依存的に参加している学生がいると，グループ全体のモチベーションに影響を与える．また，PBL での学習の自由さや意見の違いを楽しむ学生もいれば，それが逆に不安になる学生もいることが感想からもわかる．これらのことを認識したうえで，PBL の全体的評価が高いという結果を受けとめ，指導の参考にする必要がある．

● 引用・参考文献

1）日本作業療法士協会（監修），田村良子（編）：発達障害．作業療法学全書 第 6 巻，改訂第 3 版，p12，協同医書出版社，2010
2）発達障害の支援を考える議員連盟（編著）：発達障害者支援法と今後の取組み．p208，ぎょうせい，2005
3）Finnie NR（編著），梶浦一郎（監訳）：脳性まひ児の家庭療育．原著 3 版，医歯薬出版，1999
4）矢谷令子（シリーズ監修），福田恵美子（編）：発達過程作業療法学．標準作業療法学 専門分野，医学書院，2006
5）辛島千恵子（編）：発達障害をもつ子どもと成人，家族のための ADL．作業療法士のための技術の絵本 実践編，三輪書店，2008
6）三澤一登，上岡望，増田瑞穂：特別支援教育の現状と今後の展望．OT ジャーナル 41：266-276，2007
7）土田玲子：子どもたちの学校生活支援─学校教育における作業療法士の役割．OT ジャーナル 41：277-288，2007

Ⅴ 老年期の作業療法

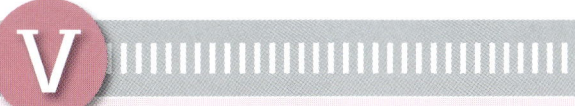

1 ガイダンス

1. 老年期作業療法を取り巻く社会

　2010年の国勢調査の人口等基本集計結果によると，総人口（年齢「不詳」を除く）は127,080,929人，65歳以上人口は29,245,685人であり，総人口に占める65歳以上の高齢者の割合は23.0％を占め高齢社会から超高齢化社会へと移行している．さらに，国立社会保障・人口問題研究所の調査（日本の将来推計人口, 平成24年1月推計）によると，2060年には39.9％，すなわち2.5人に1人が老年人口となり，世界的に類を見ない速さで高齢化が進んでいる．それに対する政策としては，高齢社会を迎えるにあたって2000年に介護保険制度の導入に始まり，2003年には個別リハビリテーションの導入を中心とした改正が行われ，さらに2006年度には短期集中リハビリテーション加算や介護予防給付を中心とした改正となった．

　このような介護保険の導入によって，作業療法士の業務内容も制度に沿うように変革することとなった．

2. 介護保険制度と高齢者にかかわる作業療法士数

　日本作業療法士協会の調査によると，2000年の介護保険制度導入時，高齢者に関わる作業療法士は2,268名であったが，その後増加し，2010年には9,171名となった．高齢社会とともに作業療法士に対する社会的ニードは高まり，今後，さらに増加する傾向にある（図1）．

3. 介護保険制度下における作業療法の変化

　2000年の介護保険制度スタート時には，介護老人保健施設（以下，老健）では入所者100名に対して1名の作業療法士もしくは理学療

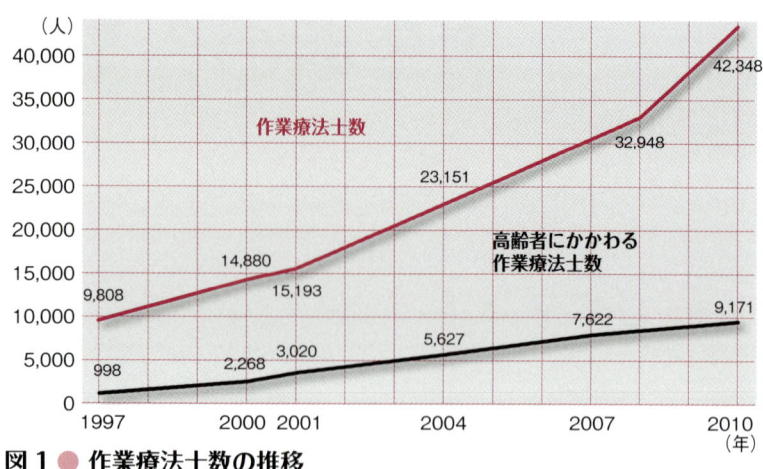

図1 ● 作業療法士数の推移

法士の配置義務であったが，2003年に新設されたリハビリテーション機能強化加算により入所者50名に対して1名となり，リハビリテーション（以下，リハ）スタッフの充実を図り，リハ機能の強化を推し進めることとなった．

2003年の介護保険法の見直しには「個別リハ」という大きな特徴がある．これにより，通所リハには個別リハ加算が設けられ，集団作業療法を実施することは少なくなった．またそれに伴って，定期的なリハ実施計画書の作成が義務づけられた．介護療養型施設では集団リハは姿を消し，個別リハでの出来高払いのみ残されることとなり，制度により作業療法の実施方法は常に変化してきた（表1）．

4. 老年期における作業療法の枠組み

❖ 老年期におけるリハビリテーションの変化

老年期における作業療法は，1992年に『老年期障害』（協同医書出版社）の初版が発行されてからまだ十数年と，作業療法学のなかでもまだ未成熟であり，学問的に確立していない[1]．しかし，わが国においては，急速な高齢化に伴い社会からのニードも高まっている．『老年期障害』を読み解くと，これまであった身体障害作業療法に用いられてきた医学モデルを中心に老年期特有の二次的に発生する廃用症候群の予防を考慮し，ADL訓練，生活・活性化プログラム，環境整備などの生活適応などのアプローチ方法を模索することが主流で

表1 ● 老年者医療に関連する主な法律等の動き

年	主な法律等
1965	理学療法士及び作業療法士法の制定・施行
1982	老人保健法[*1]の制定（1983年施行）
1986	老人保健施設の創設
1989	高齢者保健福祉推進10か年戦略（ゴールドプラン）の策定（1990年実施）
1991	老人訪問看護制度の創設
1993	痴呆性老人の日常生活自立度判定基準の作成
1994	高齢者保健福祉推進10か年戦略の見直し（新ゴールドプラン）
1997	介護保険法の制定（2000年施行）
2000	健康日本21の開始
2001	国際生活機能分類（ICF）の採択
2002	健康増進法の制定（2003年施行）
2003	介護保険法の見直し[*2]
2006	介護保険法の見直し[*3]
2009	介護保険法の見直し[*4]
2012	介護保険法の見直し[*5]

[*1] 老人保健法は2008年，高齢者の医療の確保に関する法律（高齢者医療確保法）に改称された．
[*2] 介護報酬の改定．
[*3] 介護保険法等の一部を改正する法律の全面施行，介護報酬の改定．
[*4] 介護報酬の改定，介護保険法及び老人福祉法の一部を改正する法律の全面施行．
[*5] 介護サービスの基盤強化のための介護保険法等の一部を改正する法律の全面施行．

あった．

　世界では，障害に関する国際的な分類としては，それまで世界保健機関（以下，WHO）が1980年に「国際疾病分類（ICD）」の補助として発表した「WHO国際障害分類（ICIDH）」が用いられてきたが，日本の介護保険制度導入と相前後して，2001年5月のWHO第54回総会において，その改訂版として出された「ICF（International Classification of Functioning, Disability and Health）」を採択した．それまでのICIDHがマイナス面を分類するという考え方が中心であったのに対し，ICFは，生活機能というプラス面からみるように視点を転換し，さらに環境因子などの観点を加えた．このことによって，それまでの心身機能の回復をめざす機能訓練中心から，参加や活動といった視点へと変化を促され，老年期作業療法においてもパラダイムシフトを巻き起こすきっかけとなった．またこのころ，高齢者ケアにおけるリハの重要性と，現在のリハが必ずしも期待に応えていないことが指摘され始めていた．

　厚生労働省老健局長を中心とした私的研究会として高齢者リハビリテーション研究会が発足し，上田[2]は，「高齢者リハビリテーショ

ンのあるべき方向性」として，これまでの介護保険下におけるリハの問題点を，①要介護状態になることの予防，②要介護度の進行予防ができておらず，すなわち医療と介護保険下でのリハが不十分であったことを指摘した．その原因として，これまでリハが「脳卒中モデル」であり，急激な生活機能低下に対するリハであったため，生活機能が徐々に低下するタイプへのリハが不十分であったことが挙げられた．そこで生活機能低下の早期発見予防を中心とした「廃用症候群モデル」の重要性を明らかにした．

さらに上田は，「脳卒中モデル」の問題点は，従来の「急性期–回復期–維持期」という区分によって成り立っていたため，「維持期のリハ」＝「高齢者のリハは維持を目的とする」という誤解を招き，明らかな効果がない機能訓練を漫然と続け，その結果「訓練人生」に至っていた場合が少なくないと述べている．

5. 老年期における作業療法の現状

このように歴史的な政策によって老年期におけるリハの枠組みは大きく変化し，それによって老年期作業療法の枠組みも変化してきており，その政策の波に乗っていかなくてはならない．しかし，医学モデルを否定するわけではないが，現在でも高齢者に対して，いまだ医学モデルのみを中心とした作業療法を実施している作業療法士も少なくない．しかも，医学モデルを用いた作業療法の有効性を見出せているかというと脆弱な部分も多く，これからの課題であろう．

1. これからの老年期作業療法のめざすところ

太田は「高齢者リハビリテーション研究会委員」としての総括として，日本作業療法士協会の課題として以下のことを挙げている[3]．
① 専門家の職種間連携（inter professional work；IPW．職種間，事業所間，情報）への取り組み
② 生活場面での作業療法の実施
③ 個別的でより計画的な作業療法の実施
④ 高齢者の健康維持・増進に対する作業療法
⑤ アセスメント項目と基準づくり
⑥ 複数領域での作業療法の効果測定

⑦ 教育カリキュラムの見直し

　高齢者介護研究会報告書の概要[4]においても，臨床において，これまでの介護予防・介護のリハは本来の効果が得られていない，つまり老年期における作業療法の効果が示されていないと指摘されている．これは，このままでは作業療法自体の存続も危ぶまれるということであり，老年期にかかわる作業療法士が個々に危機感をもつ必要がある．

　その解決のための具体的方策としては，エビデンスをもった介入方法の模索，効果測定の徹底が重要である．高齢者を取り巻く障害（社会的困難さ）は，阻害因子が多く複雑多岐にわたっているため，効果測定の困難さに遭遇することとなる．また，高齢者リハビリテーション研究会の報告にもあるように，これまでのような医学モデルを中心とした脳卒中モデルでは効果を見出せないことから，モデルの転換が必要であることは明らかである．

　具体的には，ICFの導入による，医学モデルから環境や個人因子（個人の価値観や信念）を含めた社会モデルへの転換が必要であり，機能回復＝生活の質の向上といった短絡的なつながりではなく，作業療法本来の人の見方，すなわち人の健康に対して作業療法士として作業を扱い，作業を媒介として高齢者の生活を支えなくてはならない．たとえそれが在宅であろうと，制約の多い老人保健施設であろうと，人を包括的にとらえた，介入への模索が重要である．

2. 老年期作業療法での教育

　教育においては，上記の政策の変化と高齢者に対する社会的関心を踏まえ，社会的に作業療法士が担うべき仕事を模索しつつ臨床のリアリティを学生に伝えていく必要がある．しかし，これまでの講義形式の授業のみでは，教員からの一方通行の講義であり，本当に伝わっているのか，現実味をもって話を聞いているのかが明らかではない．その解決方法としてPBLを用いることで，学生が主体性をもって講義に参加でき，学生自身がシナリオを通してどんな情報を得て，どんな情報が不足しているのかを，アクティブな視点で考えることができるのは大きなメリットであろう．

● 引用・参考文献

1）日本作業療法士協会（監修），松下起士（編）：老年期．作業療法学全書 第7巻，改訂第3版，協同医書出版社，2008
2）上田　敏：「高齢者リハビリテーションのあるべき方向」—高齢者リハビリテーション研究会中間報告．OT ジャーナル 38：238-239，2004
3）太田睦美：「高齢者リハビリテーション研究会」委員としての総括．OT ジャーナル 38：240-241，2004
4）高齢者介護研究会：高齢者介護研究会報告書 2015年の高齢者介護—高齢者の尊厳を支えるケアの確立に向けて．厚生労働省，2003
5）高齢者介護研究会報告書概要．OT ジャーナル 37：950-956，2003
6）高齢者介護研究会報告書．OT ジャーナル 37：1044-1046，2003
7）高齢者リハビリテーション研究会：高齢者リハビリテーションのあるべき方向．社会保険研究所，2004

2 老年期のシナリオ

[学習の前に]
　PBLによる学習の順序は次のとおり（図2，表3も参照のこと）．
① 司会，書記を決める．
② シナリオを読む（見る）
③ ブレインストーミング
④ ディスカッション
⑤ グループの学習目標を決める．
⑥ グループで意見がまとまれば自己学習を行う．
⑦ 学習した結果をグループで共有する．
⑧ 講義で確認し，わからないところは質問する．

シナリオ1．老いることによる喪失

❖ 喪失への階段

[課題]
　生から死に向かっていく発達過程と高齢期における喪失について考える．
（シナリオの詳細については割愛）

シナリオ2．老い

❖ 絶望的な老人

＊老耄（ろうもう）：老い耄（ぼ）れること．

《精神病なのか，老耄は．
　痴呆．幻覚．徘徊．人格欠損．ネタキリ．
　茂造は部屋の隅で躰を縮め，虚ろに宙を眺めている．人生の行くてには，こういう絶望が待ちかまえているのか．昭子は茫然としながら薄気味の悪い思いで，改めて舅を見詰た．彼は精神病だったのか．昭子は夜中から起きてしまって，だから睡眠不足で，そのために頭がまとまらないのだと思った．が，要するに老人福祉指導主事は，すぐ来てくれたけれど何一つ希望的な，あるいは建設的な指示は与

えてくれなかった．はっきり分ったのは，今の日本が老人福祉では非常に遅れていて，人口の老齢化に見合う対策は，まだ何もとられていないということだけだった．もともと老人は，希望とも建設とも無縁な存在なのかもしれない．が，しかし，長い人生を営々と歩んで来て，その果てに老耄が待ち受けているとしたら，では人間はまったく何のために生きてきたことになるのだろう．あるいは彼は，もう終った人間なのかもしれない．働き，子孫を作り，そして総ての器官が疲れ果てて破損したとき，そこに老人病が待っている．癌も神経痛も痛風も高血圧も運よくくぐりぬけて長生きした茂造のような老人には，精神病が待ちかまえていたのか．》

〔有吉佐和子：恍惚の人．新潮社，1972 より．句読点のみ改変〕

[課題]

認知症とは？

シナリオ 3. トップダウンアプローチとボトムアップアプローチの理解

❖ シナリオ 3-1　盛永さんの例①

- 57 歳，男性．2 年前にくも膜下出血後，右片麻痺となる．発症直後より理学療法，作業療法を行うが腰痛のため作業療法中止となり理学療法のみ継続．本人の希望があり作業療法再開となり，週 2 回で外来にてフォロー（2006 年診療報酬改正前）．
- 身体機能：Brunnstrom stage で上肢 stage Ⅳ，手指 stage Ⅳ，下肢 stage Ⅳ，感覚正常．短下肢装具（SLB）使用，T 字杖にて独歩可能．軽度の失語症および難聴あり（生活上は問題はない）．
- 食事は健側手スプーンを使用し自立，更衣はズボンの着脱および上着のボタンかけは介助，その他は自立．排泄はズボン下げ後，後始末に介助を要する．入浴は全介助であった．主な介護者は妻で，ほぼ付きっきりで世話をしている状態であった．

[課題]

作業療法（OT）プログラムを考えてみよう（立案にあたって不足する情報については赤で本文に追記して OK です）．

① 短期目標（副目標）

② 長期目標（主目標）

③ OT プログラム

表2 ● 盛永忠雄さん (仮名) のCOPMの結果

問題点	重要度	遂行度	満足度
釣りに行きたい	10	1	1
釣り道具の管理	10	5	1
自動車の運転	10	1	1
1人でトイレに行く	10	1	1
着替えができる	10	8	5

どんなOTプログラムが立ちましたか．他のグループとディスカッションしてみましょう．

❖ シナリオ 3-2　盛永さんの例②

- 57歳，男性．2年前にくも膜下出血後，右片麻痺となる．発症直後より理学療法，作業療法を行うが腰痛のため作業療法中止となり理学療法のみ継続．本人の希望があり作業療法再開となり，週2回で外来にてフォロー（2006年診療報酬改正前）．
- カナダ作業遂行測定（COPM）の結果，作業遂行の問題点として優先順位順に「釣りができない」「自動車の運転ができない」「トイレへ1人で行けない」「着替えができない（下衣）」であった．他には「庭仕事ができない」「食事（箸の使用）が困難」ということが挙がった．遂行度，満足度ともに更衣動作以外は低い値を示した（表2）．また，排泄動作，歩行などADL全般について妻の過介助であり，また忠雄さんも依存的であった．家庭ではテレビを見ている以外は何もしない状態であった．

[課題]

OTプログラムを考えてみよう（立案にあたって不足する情報については赤で本文に追記してOKです）．

① 短期目標（副目標）
② 長期目標（主目標）
③ OTプログラム

どんなOTプログラムが立ちましたか．他のグループとディスカッションしてみましょう．

シナリオ4. 作業療法の多様性

❖ 高齢社会への危機

- 単に高齢者が増えているのではなく，それを支える子どもの数が減少し，そのことが問題を深刻化している．近い将来の2014（平成26）年には4人に1人が高齢者になると予想されており，高齢者を支えてくれる人の財政負担が大きくなってくるであろうし，社会保障給付も縮小傾向になるのは当然予想される（年金は期待できない？）．

- これからの高齢者は，隠居生活ができなくなってくる可能性も大いにある．「生涯現役」という言葉が，今までは元気な高齢者の言葉としてあったが，これから先は生活のために生涯働く高齢者が増えてくるのは間違いないだろう．豊かであろうとされている今でさえ，生活苦のためにあえいでいる人がいる．これから先は，もっと厳しくなっていくのが目に見えている．高齢の労働者を受け入れる環境が今はほとんどないのが現状である．これらの問題も早急に改善されなくてはならない．働く意志や能力があっても，年齢制限によりほとんど門前払いされているのが現実である．

［課題］
これでは現役世代も高齢者も疲弊してしまいます．これらの問題を解決できる妙案はないものでしょうか．

［疑問］
そもそも作業療法士はこの問題に取り組むことができるのか？　できないのか？　その理由は？

シナリオ5. 老年期障害シナリオ（脳卒中）

❖ シナリオ5-1　山中さんの例

- 59歳，男性．3か月前，自宅で倒れているところを妻に発見され，救急車で病院に運ばれる．脳梗塞の診断で即日入院．その後，回復期リハビリテーション病院に転院し，1か月後に自宅に帰ることになった．そのとき，妻の退院に対する不安が大きいことがわかった．新人作業療法士は妻の不安を和らげる方法を考えること

にした．
- 身体機能：関節可動域（ROM）は制限なし．Brunnstrom stage は上肢 stage Ⅰ，手指 stage Ⅰ，下肢 stage Ⅳ，院内歩行は短下肢装具（SLB）を装着してT字杖自立．屋外，階段は近位監視レベルである．屋外歩行は軽度介助レベルで，耐久性も低い．
- 作業遂行状態：

  ［ADL］入浴時の移乗は監視，非麻痺側上肢の洗体に介助を要する．その他は自立している．

  ［IADL］発症前，週に2回妻の仕事が遅いときがあり，そのときは幸一さんが料理をしていた．

  ［職業］幸一さんは18歳のころからA社で技術職として働いてきた．これを機に早期退職するつもりでいる．

  ［余暇］友人が多く，いろいろな人と出かけることが好きな人だった．病院でもいろいろな人と仲良くなっている．
- 認知機能：改訂長谷川式簡易知能評価スケール（HDS-R）で30点．認知機能に特に問題はない．
- 環境：山中さんは結婚して29年になる．現在は妻（53歳）と2人でH市に住んでいる．2人の息子がいる．長男（27歳）は社会人で，既に結婚し，東京に住んでおり，次男（22歳）は大学生で名古屋に住んでいる．幸一さんの妻は現在パートタイムの仕事で週3回（月，水，金）自宅の近くのスーパーのレジをしている．介護認定は要介護2．
- 妻の話

  自宅に帰ってからの生活の想像がつかない．自分の仕事があるし，そのとき，夫のご飯を買い置きしておかなければいけない．家にはベッドもない．うちは裕福じゃないから，お手伝いさん（ヘルパーのこと）も頼めないだろう．介護保険っていうのを頼んだけど，よくわからない．車椅子を用意するにも買い方がわからないし，遠くまで私が押していくこともできない．夫はおしゃべりが大好きなのに他人と会えなくなってしまう．毎日ずっと，夫につきっきりにならなくてはいけないのかな？　と悩んでいる．しかし，夫の退職金があるにしても，まだ息子の学費もあるので私は仕事を辞めるわけにもいかないし，どうすればいいのかわからない．本当に1週間どのように過ぎていくのかが想像もつかない．

> **テューターガイド**
> ● ケアプランとその仕組み（介護保険も含む）が学習目標に挙がるように促してください．

❖ シナリオ 5-2　井上さんの例

● 妻の話

　夫は54歳，約1年前に脳梗塞で右片麻痺と失語症になり，8か月前に家に戻ってきました．夫の右手はまったく動きません．失語のほうは，出る言葉は少なくて「ソウネ」「イイヨ」「ワカラン」ぐらいですが，こちらのいうことは全部わかっています．以前の仕事はバイクの製造でした．大手の下請けです．仕事は，休職後1年間は全額ではないですけれどお給料をいただき，その後辞める予定です．こうなったら仕事なんて難しいですもんね．新しい仕事を見つけるのも大変だし．夫は仕事も好きでしたから，少しがっかりしています．

　私は普段は仕事に出てしまいますから，夫は日中1人です．家にこもってしまったらいけないとさんざんいわれ，その後もケアマネジャーさんからデイケアなどをたくさん紹介されましたけど，いまだにどれも行くといいません．夫はまだ若いですし，周りの定年で引退したお年寄りと馴染めないと思うんです．同じような年代の人が集まるところってないのかしら？　昼間はテレビの前に座ってますね．あとはごろ寝ですね．ほとんど外へ出ません．でもこの間，私が料理を作っていると，夫が野菜を取ってくれたのです．若い頃，調理師になろうと思ったこともあるんですって．確かに料理もたまにしていました．私もそんな夫を見て不安になることも多いです．心の片隅には家で何かあったらと思うこともあります．たまに暇をみつけてストレス解消をします．私の楽しみは花で，植物や土をいじってると何もかも忘れられます．たまには旅行でも行きたいわね．無理でしょうけど．

〔一部改変〕

> **テューターガイド**
> - 職業リハとそのサービス内容.
> - 閉じこもり症候群について.
> - 今まで取っていた役割とこれから取れそうな役割について（作業療法的プラン）.
> - 機能訓練事業について.
> - 介護者の状況を考慮し介護者の負担について考える.
> - 入所，通所サービス（デイケア，ショートステイなど）について.
> - 障害者向け旅行サービス（時間があれば）.
> - 学生から次の質問が出たら答えてください.
> ① 訪問リハ以外の外出サービスについて尋ねられたら，拒否している（基本的に閉じこもり症候群の対応へ誘導したいため）.
> ② 病前は1人で出かけることも多かったし，妻と2人で出かけることもあった.
> ③ 友人は多くはなかったが，人付き合いが悪いというわけでもない.
> ④ 夫の友人は入院中，退院後に見舞いに来たが，それ以降は疎遠になってきている.

シナリオ6. 老年期のOTにかかわる作業療法士のジレンマ

❖ シナリオ6-1　吉田君の例

- 吉田君は大学卒業後，無事国家試験も合格し，B病院でしばらく研修を受けてから，併設されている通所リハ施設に勤務することになりました．通所リハでは，脳卒中後の片麻痺の方やパーキンソン病の方，また見た目は普通の高齢者など元気そうな方もいらっしゃいます．仕事内容は朝，利用者さんの家へ迎えに行き，帰りは自宅まで送っていきます．デイケアの先輩の作業療法士は集団でリハをしたり，個別にリハをしたりしています．それぞれの利用者さんを見ていると病院のOTと違う気もしますが，同じ気もします．吉田君は何が違うのかがはっきりせず悩んでいました．

> **チューターガイド**
> - 通所リハとデイケアが同じであることを認識する．
> - 通所リハでのリハの役割，OTの役割を認識する．
> - 通所リハの位置づけを理解する（介護保険を含む）．

❖ シナリオ 6-2　杉田さんの例

- S県H市にある山の上老人保健施設．この老人保健施設はベッド数100床（うち認知症専門病床はショートステイを含み20床）で，脳卒中の方や大腿骨頸部骨折などの疾患のあるたくさんの高齢者が共同生活をしています．この施設のリハ関連職種は理学療法士1名，作業療法士2名が在籍しています．そして，杉田さんは経験4年目であり，リハ部門の責任者です．

- とある日のこと，「杉田君！　介護保険が改正されてから経営が苦しくなってきてるんだよ！　採算がちゃんと取れるようにリハ部門のシステムを見直してくれ！　いいアイデアがあったらどんどん取り入れるよ！」と，施設長に経営のことをいろいろ相談されてしまいました．

- 「まいったなあ．新しい介護報酬とかを見ながら，利用者さんのリハの回数を再検討しなきゃ．他に何か経営面で貢献できることがあったかな？　リハ部門3人の給料が大体合計75万円/月ぐらいだからなぁ．あれもこれも，大変だけどやらなきゃな！」．杉田さんは大変悩みましたが，何とか打開策を考えようとしています．

> **チューターガイド**
> - 老人保健施設で取得可能な介護報酬を検討する．
> - 介護報酬を検討したうえで，費用対効果を考える．
> - 通所リハ，訪問リハの立ち上げもOK．
> - スタッフの増員にかかる費用は25万円/1名としてください．

- **開講時期**：2007年後期
- **目的**：老年期特有の疾患や高齢者の特性を理解する．また，それらに適した作業療法評価と介入方法を理解する（表3のGIO，SBOsを達成目標とする）．
- **対象**：作業療法学専攻3年生
- **担当**：建木・澤田
- **教科書**：
  1）鎌倉矩子，他（編），浅海奈津実，守口恭子（著）：老年期の作業療法．第2版増補版，三輪書店，2009
  2）日本作業療法士協会：認知症高齢者に対する作業療法の手引き．日本作業療法士協会，2007
- **参考書**：授業内で紹介

図2● 老年期作業療法評価学・老年期作業療法学シラバス

表3 ● 老年期作業療法評価学・老年期作業療法学達成目標一覧

GIO（一般目標）	SBOs（行動目標）	習得チェックリスト	習得時期*
高齢社会を理解できる.	1）高齢社会になった経緯を説明できる.	□① 高齢者の定義が説明できた.	1
		□② 高齢社会の定義が説明できた.	1
		□③ わが国が高齢社会になった要因を説明できた.	1
		□④ 加齢と老化の違いを説明できた.	1
	2）社会政策の変化の経緯を説明できる.	□⑤ 高齢者福祉制度の始まりについて説明できた.	1
		□⑥ 高齢者福祉に関する制度の大きな流れを説明できた.	1
		□⑦ 介護保険制度施行の理由が説明できた.	1
高齢期の課題を理解できる.	1）高齢期の心身の特徴を説明できる.	□① 高齢者の生理的・身体的特徴の概要を説明できた.	1
		□② 高齢者の心理的特徴の概要を説明できた.	1
		□③ 老いの自覚の要因を説明できた.	1
		□④ 高齢期における4つの喪失を挙げることができた.	1
		□⑤ 高齢期の発達課題を説明できた.	1
		□⑥ 高齢者に死への恐怖が少ない心理機序について説明できた.	1
	2）高齢期のQOLを説明できる.	□⑦ 高齢者にとっての生きがいの意味を説明できた.	1
	3）高齢期の社会活動を説明できる.	□⑧ 高齢者の就業意識について説明できた.	1
		□⑨ 高齢者の地域活動への参加意識について説明できた.	1
		□⑩ 世代間交流の実態と交流意識について説明できた.	1
	4）高齢期の家族関係を説明できる.	□⑪ 高齢者のいる世帯構造の変化を説明できた.	1
		□⑫ 家族機能の変化を説明できた.	1
	5）現在社会と高齢者との関係を説明できる.	□⑬ 今日の高齢者をとりまく実態を説明できた.	1
		□⑭ 高齢者が望む終いの場所を説明できた.	1
		□⑮ 高齢者の悩みやストレスの内容を挙げることができた.	1
		□⑯ 高齢期の課題を列挙できた.	1
社会制度を理解できる.	1）社会保障制度の体系を説明できる.	□① 社会保障制度の項目を説明できた.	11
		□② 特に高齢者に関心が深い法律の名称を挙げることができた.	11
	2）老人福祉法を説明できる.	□③ 老人福祉法の理念を説明できた.	11
		□④ 老人福祉法によるサービスを列挙できた.	11
	3）高齢者の医療の確保に関する法律を説明できる.	□⑤ 高齢者の医療の確保に関する法律の理念を説明できた.	11
		□⑥ 高齢者の医療の確保に関する法律による事業を列挙できた.	11
	4）介護保険法を説明できる.	□⑦ 介護保険法の構造を説明できた.	11
		□⑧ 介護保険法の特定疾病を列挙できた.	11
高齢期の作業療法を理解できる.	1）高齢期は複合障害であることを説明できる.	□① 高齢期障害と家族の生活との関係について説明できた.	11
		□② 身体障害と障害受容の関係について説明ができた.	1
		□③ 高齢者とライフサイクルの関係について説明できた.	1
	2）一般高齢者の状況説明ができる.	□④ 高齢者の健康状態について説明できた.	1
		□⑤ 高齢者の日常活動の状況について説明できた.	5
	3）高齢期作業療法の役割と機能を説明できる.	□⑥ 高齢期のリハビリテーションの理念を説明できた.	5
		□⑦ 高齢期のリハビリテーションを進めるにあたっての2つの要素を説明できた.	5
	4）高齢期作業療法の目的を説明できる.	□⑧ 高齢期作業療法の目的を3つ挙げることができた.	5
		□⑨ 高齢期作業療法とは何かを説明できた.	5

*「習得時期」は「表4 老年期の作業療法の講義スケジュール」（p.118）に示した開講回を表している.

（つづく）

（表3つづき）

GIO（一般目標）	SBOs（行動目標）	習得チェックリスト	習得時期
高齢期の特徴を理解できる．	1）高齢期の生理的・身体的特徴を説明できる．	□① 高齢期の加齢による変化の特徴を説明できた．	2
		□② 心・血管系の加齢変化を説明できた．	2
		□③ 腎機能の加齢変化を説明できた．	2
		□④ 中枢神経系の加齢変化を説明できた．	2
		□⑤ 自律神経系の加齢変化を説明できた．	2
		□⑥ 体性神経系の加齢変化を説明できた．	2
		□⑦ 呼吸器系の加齢変化を説明できた．	2
		□⑧ 消化器系の加齢変化を説明できた．	2
		□⑨ 内分泌系の加齢変化を説明できた．	2
		□⑩ 運動器（筋・骨格）系の加齢変化を説明できた．	2
		□⑪ 血液および造血系の加齢変化を説明できた．	2
		□⑫ 生殖器系の加齢変化を説明できた．	2
	2）高齢期の心理・精神的特徴を説明できる．	□⑬ 記憶の種類を列挙できた．	2
		□⑭ 高齢期の記憶の特徴を説明できた．	2
		□⑮ 加齢と学習の関係について説明できた．	2
		□⑯ 高齢期の感情・情緒について説明できた．	2
		□⑰ 高齢期の人格特性について説明できた．	2
高齢期に多い疾患について理解できる．	1）高齢期に多い循環器系疾患を説明できる．	□① 虚血性心疾患について説明できた．	2
		□② 心不全について説明できた．	2
		□③ ショックについて説明できた．	2
		□④ 血圧異常について説明できた．	2
		□⑤ 不整脈について説明できた．	2
		□⑥ 肺性心について説明できた．	2
	2）高齢期に多い呼吸器疾患を説明できる．	□⑦ 肺炎について説明できた．	2
		□⑧ 慢性閉塞性肺疾患（COPD）について説明ができた．	2
		□⑨ 肺癌について説明できた．	2
		□⑩ 気管支喘息について説明できた．	2
		□⑪ 肺結核について説明できた．	2
		□⑫ 肺線維症について説明ができた．	2
	3）高齢期に多い神経系疾患を説明できる．	□⑬ 脳血管障害について説明ができた．	2
		□⑭ 慢性・進行性神経変性疾患について説明できた．	2
		□⑮ 脊椎疾患について説明できた．	2
	4）高齢期に多い糖尿病を説明できる．	□⑯ 糖尿病について説明できた．	2
	5）高齢期に多い運動器（筋・骨格）系疾患を説明できる．	□⑰ 骨粗鬆症について説明ができた．	2
		□⑱ 変形性疾患について説明できた．	2
	6）高齢期に多い精神疾患を説明できる．	□⑲ せん妄について説明ができた．	2
		□⑳ 老年期幻覚妄想状態について説明ができた．	2
		□㉑ 老年期うつ病について説明ができた．	2
		□㉒ 老年期人格障害について説明ができた．	2
	7）高齢期に多い皮膚疾患を説明できる．	□㉓ 感染性皮膚疾患を説明できた．	2

（つづく）

(表3つづき)

GIO（一般目標）	SBOs（行動目標）	習得チェックリスト	習得時期
高齢期のリスクを理解できる.	1）高齢者に起こりやすい症状を説明できる.	□① 低栄養について説明ができた.	2
		□② 呼吸器不全について説明ができた.	2
		□③ 骨折について説明ができた.	2
		□④ 転倒について説明ができた.	2
		□⑤ 寝たきりについて説明ができた.	2
		□⑥ 褥瘡について説明ができた.	2
		□⑦ 廃用症候群について説明ができた.	2
		□⑧ 薬物の副作用について説明できた.	2
認知症の全体像を理解できる.	1）認知症とはどういうものか説明できる.	□① 認知症の定義を説明できた.	3
		□② 認知症の診断基準を挙げることができた.	3
		□③ 認知症の主な原因疾患の分類を説明できた.	3
		□④ 認知症の実態（多い診断名，問題行動，症状）を説明できた.	3
	2）認知症の分類を説明できる.	□⑤ 一次性認知症と二次性認知症の違いを説明できた.	3
		□⑥ 病変の部位による認知症の分類を説明できた.	3
		□⑦ 病状・発症年齢による認知症の分類を説明できた.	3
	3）代表的な認知症疾患を説明できる.	□⑧ アルツハイマー型認知症の特徴的臨床所見を説明できた.	3
		□⑨ アルツハイマー型認知症の経過を説明できた.	3
		□⑩ 血管性認知症について説明できた.	3
	4）認知症の症状を説明できる.	□⑪ 記憶の種類を分類し，説明できた.	3
		□⑫ 認知症中核症状である記銘・記憶障害について説明できた.	3
		□⑬ 認知症の中核症状である見当識障害について説明ができた.	3
		□⑭ 認知症の中核症状である高次機能障害のうち失語について説明できた.	3
		□⑮ 認知症の中核症状である高次機能障害のうち失行について説明できた.	3
		□⑯ 認知症の中核症状である高次機能障害のうち失認について説明できた.	3
		□⑰ 認知症の中核症状である人格変化について説明できた.	3
		□⑱ 認知症の随伴症状である精神・神経症状について説明できた.	3
		□⑲ 行動に現れる認知症の症状を説明できた.	3
		□⑳ 認知症高齢者の症状のとらえ方を説明できた.	3

(つづく)

(表3 つづき)

GIO(一般目標)	SBOs(行動目標)	習得チェックリスト	習得時期
作業療法実践の基本的枠組みを理解できる.	1) 高齢者に対する作業療法の過程を説明できる.	□① 評価の過程を説明できた.	4〜9
		□② 主な評価項目を挙げることができた.	4〜9
		□③ 評価の過程で留意することについて説明できた.	4〜9
		□④ 目標設定のレベルと設定のポイントを挙げることができた.	4〜9
		□⑤ 主介護者を含めたADL訓練の有効性を説明できた.	4〜9
		□⑥ ケアマネジメントの内容を説明できた.	11
		□⑦ 家族指導の内容を説明できた.	11
		□⑧ 在宅訪問の内容を説明できた.	11
		□⑨ リスク管理の内容を説明できた.	4〜9
	2) 病気に応じた治療・援助内容の違いを説明できる.	□⑩ 高齢者の急性期の特徴と,急性期における作業療法士の役割について説明できた.	5
		□⑪ 高齢者の回復期の課題と,回復期における作業療法士の役割について説明できた.	5
		□⑫ 維持期の治療・援助活動の場について説明できた.	5
		□⑬ 維持期の治療・援助活動の特徴について説明できた.	5
	3) 実施場所に応じた援助内容の違いを説明できる.	□⑭ 医療保険における5つの病床種別を列挙できた.	11
		□⑮ 介護保険法における3つの施設種別を列挙できた.	11
		□⑯ 一般病院での対応方法と,その内容を説明できた.	11
		□⑰ 療養病床について説明できた.	11
		□⑱ 療養病床の利用者について説明できた.	11
		□⑲ 療養病床の作業療法について説明できた.	11
		□⑳ 老人性認知症疾患治療病棟および老人性認知症疾患療養病棟の対象者と,その作業療法について説明できた.	11
		□㉑ 介護老人保健施設の機能について説明できた.	11
		□㉒ 介護老人保健施設での作業療法について説明できた.	11
		□㉓ 介護老人福祉施設を説明できた.	11
		□㉔ 介護老人福祉施設での役割について説明できた.	11
		□㉕ 介護老人福祉施設での作業療法について説明できた.	11
一般高齢者に対する作業療法のあり方を理解できる.	1) 健康高齢者に対する作業療法を説明できる.	□① 健康高齢者に対するかかわりのポイントを挙げることができた.	5
		□② 高齢者保健福祉行政における虚弱高齢者の定義および「障害老人の日常生活自立度判定基準」のどのランクに属するかを説明できた.	4
	2) 虚弱高齢者に対する作業療法を説明できる.	□③ 虚弱高齢者に対するかかわりのポイントを挙げることができた.	5
	3) 身体障害をもった高齢者に対する作業療法を説明できる.	□④ 若年者と比較して高齢身体障害者に注意しなければならない点を説明できた.	5
		□⑤ 急性発症の疾患に対するかかわりのポイントを挙げることができた.	5
		□⑥ 進行性疾患や慢性期疾患に対するかかわりのポイントを挙げることができた.	5
	4) 寝たきりの高齢者に対する作業療法を説明できる.	□⑦ 寝たきりの弊害を説明できた.	5
		□⑧ 寝たきり状態からの解消のポイントを挙げることができた.	5
	5) 精神障害をもった高齢者に対する作業療法を説明できる.	□⑨ 高齢期の精神障害に対するポイントを挙げることができた.	精神
		□⑩ 統合失調症に対するかかわりのポイントを挙げることができた.	精神
		□⑪ 老年期うつ病に対するかかわりのポイントと注意点を挙げることができた.	2

(つづく)

(表3つづき)

GIO（一般目標）	SBOs（行動目標）	習得チェックリスト	習得時期
認知症高齢者に対する作業療法のあり方を理解できる.	1）認知症の評価を説明できる.	□① 認知症の進行度を評価するテスト・方法を4つ以上挙げることができた.	3
	2）認知症の作業療法を説明できる.	□② 認知症に対する作業療法の目的を説明できた.	3
		□③ 認知症に対する作業療法士の対応のしかたについて説明できた.	3
		□④ アクティビティの意義を説明できた.	9
		□⑤ アクティビティを提供する際の生活歴の重要性を説明できた.	9
		□⑥ アクティビティを提供する際の環境整備の重要性を説明できた.	9
		□⑦ 集団の場を活用することの意義を説明できた.	9
		□⑧ 心理状態への配慮の重要性を説明できた.	5〜10
高齢期障害には，さまざまな状態があることを理解できる.	1）状況によって高齢者の症状は変化することを説明できる.	□① 寝たきり状態になる要因を説明できた.	2
		□② 環境やかかわり方によって認知症症状はよくなる可能性について説明できた.	3
認知症高齢者の行動障害について説明できる.	1）行動障害のとらえ方を説明できる.	□① 観察の重要性を説明できた.	5〜10
		□② 行動障害には原因が考えられることを説明できた.	5〜10
高齢期障害に対する作業療法のあり方を理解できる.	1）すべての高齢障害者に対する共通した考えを説明できる.	□① 悪循環から良循環への転換の重要性と，そのための作業療法の考え方を説明できた.	6
	2）それぞれのケースに対するかかわり方を説明できる.	□② 機能維持の必要性と継続したフォローの重要性を説明できた.	5
		□③ 認知症高齢者に対する作業療法の考え方を説明できた.	3
		□④ うつ病に対する支援の考え方を説明できた.	精神
	3）他職種との連携の重要性を説明できる.	□⑤ 情報収集と情報交換の重要性を説明できた.	5〜10
		□⑥ チームアプローチの重要性を説明できた.	5〜10
身体障害評価ができる.	1）身体障害評価ができる.	□① 脳神経機能の評価ができた.	復習
		□② 反射検査ができた.	復習
		□③ 関節可動域の評価ができた.	復習
		□④ 筋力の評価ができた.	復習
		□⑤ 感覚・知覚機能評価ができた.	復習
		□⑥ 上肢機能の評価ができた.	復習
		□⑦ 失調・バランス・協調性の評価ができた.	復習
		□⑧ 基本動作評価ができた.	復習
		□⑨ 姿勢評価ができた.	復習
高齢者の動作について説明ができる.	1）動作分析ができる.	□① 主動作部分と固定部分がわかる.	
		□② 身体のバランスについて説明ができる.	
		□③ 動作時における動き始めの位置を観察できる.	
		□④ 動作時における身体の調整する働きを説明できる.	
		□⑤ 動作の起承転結が説明できる.	
		□⑥ スティックピクチャーが描ける.	

3 PBLの舞台裏

1. 授業構成の舞台裏

　本授業では，老いについて生理的・生物学的変化，それに伴う心理的変化と社会的変化を学習し，これらに伴う「喪失」について理解を深め，作業療法士として対象者に対して適切な介入ができるような基礎知識を学習することを目的とした．さらに，この授業には，作業療法の枠組みを含め，高齢者を取り巻く環境や老人保健施設や療養型病院で働く作業療法士のジレンマなど，臨床での作業療法の理想と現実とにギャップがあることを，講義内容に盛り込み，学生が実感できるような講義内容とした．

　老年期作業療法の講義時間は45時間で，演習を含めると十分な時間を確保できているわけではなかった（表4）．また，PBLの実施にはコアタイム（学生がシナリオを読んで討論する時間）60～90分が必要となる．テュートリアルシステムではこのコアタイムに学生5～8名のグループで討論し，テューターが討議の発展を助けるのであるが，時間とテューターが十分確保できないことは予測されていた．

　そのようななか，より学生が主体性をもって学習に臨む方法を模索し，シンガポールのナンヤンポリテクニックの講義とPBLを組み合わせたハイブリッド型PBL法を参考に導入をした．さらにハワイ大学のinquiry-based learning（以下，IBL）を参考にした．PBLは与えられた情報から問題を明確にしていくことに重点を置いているが，IBLは仮説を立て，それを立証するための方策を学習することを目的としている点で違いがある[1]．

　本授業では，学生に講義に対しての動機づけと興味をもたせる目的でPBLを導入し，その後の講義は，シナリオに関して展開していく内容とした．また，一般目標（general instructional objective；GIO），行動目標（specific behavioral objectives；SBOs）を学生に提示し，自己学習をするように勧めることとした．また，GIO，SBOsを用いることによって学生自身が何を学んでいるのか，どこが学習不足であるのかを自己認識できるように配慮をした．

表4 ● 老年期の作業療法の講義スケジュール

回	日付	時限	授業内容	PBLシナリオテーマ
1	10月1日	1時限	高齢社会について	老いることによる喪失（30分）
		2時限	高齢期の課題	
2	10月15日	1時限	高齢期の特徴	
		2時限	高齢期に多い疾患について 高齢期のリスク	
3	10月22日	1時限 2時限	認知症について	老い（30分）
4	10月29日	1時限 2時限	高齢者に対する作業療法評価	トップダウンアプローチとボトムアップアプローチの理解（60分）
5	11月12日	1時限 2時限	作業療法の役割	作業療法の多様性（90分）
		3時限 4時限	介入プロセス実習	
6	11月19日	1時限	実習のフィードバック	
		2時限	評価項目の列挙	
		3時限 4時限	介入プロセス実習	
7	11月26日	1時限 2時限	実習のフィードバック	
		3時限 4時限	介入プロセス実習	
8	12月3日	1時限 2時限	介入プロセス実習	
		3時限 4時限	レクリエーション事前見学 （レク実施前に対象者を把握）	
9	12月10日	1時限 2時限	集団作業療法について	
		3時限 4時限	上級生によるレクリエーションの実施	
10	12月17日	1時限 2時限	準備	
		3時限 4時限	高齢者施設にてレクリエーション実習	
11	1月21日	1時限	チームアプローチ	
		2時限	社会制度について	
12	1月28日	1時限 2時限	全体の補足	

2. シナリオ作成の舞台裏

　シナリオは，学生が感情移入できるような興味を引くものでなければならないとされており，シナリオ作成には，親しみやすい内容にしたり，著名な小説を用いるなどの工夫を凝らした．導入で講義のPBLを用いたため，これまでの学生のもっている知識で考えられるような内容でシナリオを作成した．

● 引用・参考文献

1）赤澤千春，他：教育活動報告 IBL (Inquiry Based Learning) 演習法を活用した急性期成人看護学演習方法について．健康科学：京都大学大学院医学研究科人間健康科学系専攻紀要，4：45-46，2007
2）高橋優三，鈴木康之（編）：新しい医学教育の流れ：'02 医学教育セミナーとワークショップの記録．三恵社，2003
3）吉田一郎，大西弘高（編）：実践 PBL テュートリアルガイド．南山堂，2004
4）東京女子医科大学医学部テュートリアル委員会（編）：新版 テュートリアル教育．篠原出版新社，2009
5）黒川 清（監修）：臨床能力をきたえる ハワイ大学式 PBL マニュアル．羊土社，2005

4 受講生からのフィードバック

ここでは学生に配布した PBL と講義についてのフィードバック用紙（図3, 4）と，学生から寄せられた意見（表5, 図5〜7）を紹介する．

[これまで実施した PBL のシナリオ]

第1回　老いることによる喪失　　　　　　　　　　　　　　（PBL 時間 30分）
第2回　老い　　　　　　　　　　　　　　　　　　　　　　（PBL 時間 30分）
第3回　トップダウンアプローチとボトムアップアプローチの理解　（PBL 時間 60分）
第4回　作業療法の多様性　　　　　　　　　　　　　　　　（PBL 時間 90分）

振り返って，答えてください．

● PBL について答えてください．

第（ 1　2　3　4 ）回用

Q1．このシナリオは授業に沿った内容でしたか？
1　　　　　　　　2　　　　　　　　3　　　　　　　　4　　　　　　　　5 まったくそう思わない　　　　　どちらでもない　　　　　　　　　　　非常にそう思う

Q2．このシナリオは講義に入る前の準備段階として必要でしたか？
1　　　　　　　　2　　　　　　　　3　　　　　　　　4　　　　　　　　5 まったくそう思わない　　　　　どちらでもない　　　　　　　　　　　非常にそう思う

Q3．このシナリオへの興味をもちましたか？
1　　　　　　　　2　　　　　　　　3　　　　　　　　4　　　　　　　　5 まったくそう思わない　　　　　どちらでもない　　　　　　　　　　　非常にそう思う

Q4．このシナリオは講義の内容を補助するものだと感じましたか？
1　　　　　　　　2　　　　　　　　3　　　　　　　　4　　　　　　　　5 まったくそう思わない　　　　　どちらでもない　　　　　　　　　　　非常にそう思う

Q5．このシナリオの長さは適していると思いますか？
1　　　　　　　　2　　　　　　　　3　　　　　　　　4　　　　　　　　5 まったくそう思わない　　　　　どちらでもない　　　　　　　　　　　非常にそう思う

Q6．このシナリオでの問題提示は，ディスカッションの方向性を定めると思いますか？
1　　　　　　　　2　　　　　　　　3　　　　　　　　4　　　　　　　　5 まったくそう思わない　　　　　どちらでもない　　　　　　　　　　　非常にそう思う

Q7．このシナリオの問題提示は必要だと思いますか？
1　　　　　　　　2　　　　　　　　3　　　　　　　　4　　　　　　　　5 まったくそう思わない　　　　　どちらでもない　　　　　　　　　　　非常にそう思う

Q8．この PBL の時間は適していると思いますか？
1　　　　　　　　2　　　　　　　　3　　　　　　　　4　　　　　　　　5 まったくそう思わない　　　　　どちらでもない　　　　　　　　　　　非常にそう思う

Q9．この PBL から新たな発見や気づきがありましたか？
1　　　　　　　　2　　　　　　　　3　　　　　　　　4　　　　　　　　5 まったくそう思わない　　　　　どちらでもない　　　　　　　　　　　非常にそう思う

図3 ● PBL についてのフィードバック用紙

● **老年期作業療法評価学・老年期作業療法学の講義全体について答えください.**

Q1. 今後この講義において PBL はあったほうがよいと思いますか？ 　　　はい　　　いいえ　　　どちらともいえない
Q2. この講義において PBL の有効性を感じますか？ 　　　はい　　　いいえ　　　どちらともいえない
Q3. この講義での PBL はストレスだと感じていますか？ 　　　はい　　　いいえ　　　どちらともいえない
Q4. この講義での PBL の利点についてあなたが思うことを教えてください.
Q5. この講義での PBL の欠点についてあなたが思うことを教えてください.
Q6. 一般教育目標（GIO），行動目標（SBOs）を学習に活用していますか？ 　　　はい　　　いいえ　　　どちらともいえない
Q7. 一般教育目標（GIO），行動目標（SBOs）の提示は必要だと思いますか？ 　　　はい　　　いいえ　　　どちらともいえない
Q8. 講義の利点について教えてください.
Q9. 講義の欠点について教えてください.
Q10. その他，なんでも要望等あれば書いてください.

図4 ● 講義についてのフィードバック用紙

表5 ● 学生からのフィードバック：シナリオについて

質問項目	シナリオ1	シナリオ3	シナリオ4	シナリオ5	シナリオ6	全体
このシナリオは授業に沿った内容でしたか？	4.0	4.0	4.1	4.1	3.9	4.0
このシナリオは講義に入る前の準備段階として必要でしたか？	3.7	3.8	3.8	4.0	3.7	3.8
このシナリオへの興味をもちましたか？	3.9	3.9	4.1	4.0	3.8	4.0
このシナリオは講義の内容を補助するものだと感じましたか？	3.9	3.8	3.9	4.0	3.6	3.8
このシナリオの長さは適していると思いますか？	3.9	3.8	4.0	3.9	3.6	3.8
このシナリオでの問題提示は，ディスカッションの方向性を定めると思いますか？	3.4	3.5	3.8	4.1	3.5	3.7
このシナリオの問題提示は必要だと思いますか？	3.9	3.6	4.0	4.1	3.6	3.8
このＰＢＬの時間は適していると思いますか？	3.5	3.4	3.5	3.6	3.5	3.5
このＰＢＬから新たな発見や気づきがありましたか？	3.7	3.8	3.8	4.0	3.8	3.8
全体	3.8	3.7	3.9	4.0	3.7	3.8

＊5段階評価の平均値を示した．なお，シナリオ2については評価していない　　　　　　　　　　　　　　　　　　　　　　($n = 34$)

凡例：はい／いいえ／どちらともいえない／無回答

- 今後この講義においてPBLはあったほうがよいと思いますか？　はい 65.7　いいえ 25.7
- この講義においてPBLの有効性を感じますか？　はい 60.0　いいえ 25.7
- この講義でのPBLはストレスだと感じていますか？　はい 74.3　いいえ 22.9
- 一般教育目標（GIO），行動目標（SBOs）を学習に活用していますか？　はい 57.1　いいえ 42.9
- 一般教育目標（GIO），行動目標（SBOs）の提示は必要だと思いますか？　はい 91.4　いいえ 8.6

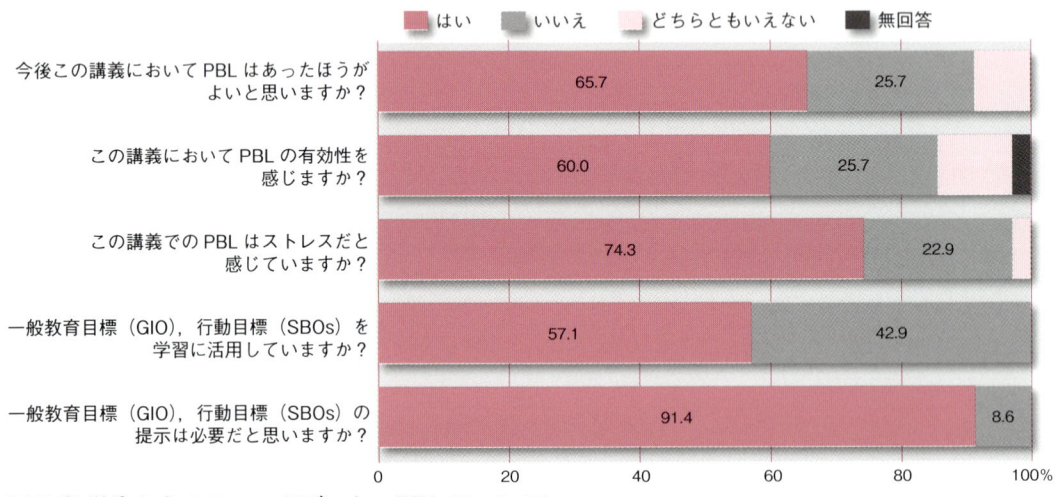

図5 ● 学生からのフィードバック：PBLについて

❖ 考察

　それぞれのシナリオについて，概ね高い評価を得ているが，PBLの実施時間について全体的に他の項目より低い点数であった．2コマの授業構成を講義とPBLとしたために，PBLの占める時間が大よそ30分程度となってしまい十分なディスカッションができず，学生が充足感を得られなかったと推測できる．PBLでは十分なディスカッションが求められていることがわかるが，シナリオの内容にあわせた適切な時間を検討する必要があると考えられる．また，「このシナリオは授業に沿った内容でしたか」という項目については高い評価を得ており，それはまた学生のシナリオに対する興味の高さと関係があることがわかる．

- 他人の意見を聞けるので，いろいろな視点から問題をみることできる．
- 肯定的・否定的両方の意見がでるので，問題について理解・関心が深まる．
- 自分が思いつかなかった意見が聞ける．
- 自分が思いつかなかった考えを知ることができる．
- 自分の考えていることよりも多くのことが，友人の意見から得られる．
- ディスカッションにより，考えのクオリティが上がる．
- 普通の講義と違って，記憶として残りやすい．
- それぞれの考え方を共有できる．
- 自主的に考えることができる．
- 自分の考えることができたり，他人の意見を聞けたりするところ．
- 少し楽しいところ．
- 自己学習をする力がつく．講義より頭に入りやすい．
- 他人の意見を聞いて「そんな意見もあったんだ！」とたくさんの発見がある．
- 自分がもっていない視点を，他人から与えられる機会となる．
- いつもと違うメンバーと話ができ，意見が聞ける．
- まずは，自分たちで考えることができる．
- 知識も少ないが，その知識の利用法がわからないというところから，自分たちで意見を出していくことで，考える過程を少し身につけることができる．
- 自分たちで考えてから講義に入ることによって，理解を深めやすい．
- シナリオを介することによって，講義のイメージをしやすい．
- 授業を始める前に，PBLの話し合いにより，その日のテーマが何となくつかめる．
- 他者の意見を聞くことができる（同様多数）．
- 自分の考えをまとめたうえで他人の意見を聞けるのでよい．
- ただ事実のみを知るのではなく，その事実にたどりつく過程が重要であることがわかった．
- 自分で考えるという視点で行われること．
- 楽しい．
- 授業前に話し合うことで，あいまいだった知識が少しははっきりし，予習のようなことができてよかった．
- 問題，課題に対してさまざまな意見が聞け，解決に近づけるのでよいと思う．
- 自分にない考えを聞き，PBLの班でシナリオをより深く考察することができた．
- 2班で混合で考えをいい合うスタイルが興味を深められた．
- 自分たちで，問題に対して考えを深めるので，考えを身につけやすい．
- 他の人のOTに対する視点が聞けた．
- 身体障害者療護施設と老人保健施設が違うことを，他の人が言うことではじめて気づいた．
- シナリオによって，全体像をイメージしやすくなる．
- みんなの意見を聞くと，自分が思いつかないような話を聞ける．また，実習中の話も聞けるので，情報収集できる．
- 他者の意見を聞くことで，考え方に多様性をもたせることができると思う．
- 意見を共有できること．
- 自分1人では考えつかないことが，PBLによって話が広がる．
- PBLがあるほうが頭に残る．
- 自分で考えようという意識になる．

図6 ● 学生からのフィードバック：PBLの利点について（学生からの回答の抜粋）

- 話が脱線しやすい．
- 何を求めているのか意図が不明なときがある．
- あいまいで結局何を学んだのかわからない．
- 何について話し合えばよいのか，明確ではなかったときがあった．
- 長すぎて途中からグダグダするときがある．
- 方向性が見失われてしまうとき，先生がしっかり修正してくれると助かる．
- PBL で話し合うポイントがいつもずれているように感じる．
- 時間を多めにとってあることで，無駄話などする人が多くなってしまっている．テーマが漠然としていて，絞りこみづらい．
- 自分たちで話し合って，答えを導きだすのが難しい．常に先生（テューター）がいるわけではないので，PBL をしていて，この方向性でいいのか不安になる．
- 内容によってはグループの集中力がなく，話し合いの意味がないときがある．
- 話がそれて，私語になること．
- ダラダラしてしまうところ．
- PBL のなかでどうしても合う人，合わない人がでてきてしまう．
- 皆のなかで意見をいい合うことが苦手な人にとっては苦痛．
- 自分が他人の目を異常に気にして，集団のなかにいることをストレスと感じるため，意見があっても発言できない．克服していけなければいけないことだが，毎回ストレスをかかえて憂鬱になる．
- PBL で話し合った後，その話し合った課題について先生の意見や結論，フィードバックがないこと．
- PBL 後のフィードバックが少ない気がした．
- PBL の時間が少ないので，途中までの考えとなってしまうこともある．
- 先生が求めているところまでたどりつけない．
- 今回のグループでは話が脱線しすぎて，話を戻すことに一番労力を使った．
- 講義の内容によっては話し合いのイメージがしにくく，何を話し合ってよいかわからないときがある．
- 相変わらず意見をいってくれる人と，なかなかいってもらえない人との差が大きい．
- 何をどうしたらいいのか話し合うテーマがややあやふやで，不安になりながら話し合いを進めることが多かった．
- 一度話の方向性を間違えると，間違った方向に進んでしまう恐れがある．
- 情報が少ない．
- うちの班は空気が重かった．
- 話し合う内容がズレる．
- 難しく，いくら時間をかけてもなかなか意見や考えが出てこないときがある．
- 時間が少し長い．
- 話し合っても答えが出ない．結果的に思うことは同じというシナリオに対しても PBL を行うことの必要性に疑問を感じた．
- 結局答えが何なのかあいまい．
- 何を考察すればよいのかわからないことがあった．
- 自分たちのみで行うと進むべき道からはずれることがある．
- PBL の時間が少し長い気がした．
- 方向性や，どのようにふくらませていけばよいかわからないときがあった．
- 行き詰ったときに進められず，何もない時間があったこと．
- PBL をしている目的がよくわからない．
- フィードバックも少ないので，もっとフィードバックしてほしい．
- 周囲の意見とはずれた考えだと発言がしにくい．
- 問題提示がわかりづらいときがあり，意見がなかなか出ないときがある．
- 課題とその方向性をもう少しわかりやすくしてもらえたらよかった．
- 先生がもっと話のなかに入ってきてほしかった．
- シナリオによっては，もっと PBL の時間を長くとってほしいときがあった．

図7 ● **学生からのフィードバック：PBL の欠点について**（学生からの回答の抜粋）

Part 2

解説編

I PBLへのチャレンジ体験記

1 PBLとの出あいと戸惑い

　聖隷クリストファー大学作業療法学専攻の教員として，筆者は身体障害作業療法学・中枢疾患を担当し，問題基盤型学習（PBL）に挑戦した．筆者が行った授業は，決してテュートリアルの典型ではない．けれども，PBLのめざすところに大いに共感し，影響を受け，自分なりに挑戦した．そして，実際の授業形態，授業運営もその影響のもとに大きく変更した．私がPBLを取り入れて行った中枢疾患の身体障害作業療法学の授業実践を紹介する前に，その実践形態に至った過程をまず説明したい．

　最初に，書籍や文献をもとにPBLとは何かを学んだ．さまざまな定義や方法論に最初は振り回されていたが，やがて，「問題基盤型学習とは，教育原理，教育哲学である」というMaudsley[1]の説明がしっくりとおさまり，「少しは理解した」という実感をもつに至った．PBLとテュートリアルという2つの用語の使いかたも統一されてはいないが，筆者は，テュートリアルとは① 自らが方向づけて学習していく自己開発型学習，② ある状況を示した短い課題文（シナリオ）を契機として，学習すべき項目を学生が抽出し，優先順位をつけて，その項目を自ら学んでいくPBL，③ 少人数の学生をグループにしてテューターをおく少人数グループ制学習，と理解した．また，この学習方法において，あくまで問題解決するのは個々の学生であり，目的とするところは学生個々の自己学習力を高めることであるということを忘れないように気をつけた．

　次に，いくつかの授業でテューターを経験した．初めは当惑の連続だった．筆者に最初に与えられた役割は，シナリオに基づいて学生がグループで課題を抽出する過程の補佐であるが，テューターガイドには，最低限課題として抽出すべき学習課題（必修学習課題）が，いくつか列挙されている．けれども，担当したグループの討議を必修学習課題のうちの1つに導くのが精一杯だったこともあり，とに

かく，この役割を務めるのには苦労した．

　学生はこの後，自分たちが抽出した課題について自己学習し，その学習成果をもち寄って次のグループ学習に参加するわけだが，明らかにその過程を踏まずに参加している学生も少なくなかった．資料をグループ学習時間に黙読する学生もいた．もちろん，なかには準備を十分に行って参加している学生もいた．したがって，話し合いは準備をしてきた学生中心に進み，成果はそれなりにまとまっていった．

　グループに参加するにあたっての準備の必要性を説いても，学習態度が変わらない学生も見受けられた．そこで，自己学習過程を何とかして全員に踏ませるようにするということが，自分が担当する授業を構成するときの留意事項になった．

　またテューターの足並みが揃わないという問題は，たぶん，この授業形態に取り組んだほとんどの教育の場がもつ問題だと思われる．筆者もテューターガイドの方針に沿って進めることはなかなかできなかったが，少なくともそのように進めようと努力はした．けれども，なかには従来の教育方法をもってグループに対処してしまう教員がいたり，自分の得意な分野になるとテューターガイドそっちのけで弁舌をふるったりするというのが現状であった．これに対しても，自分の担当する授業では何らかの対処が必要だと思った．

　そして，学生に自己学習をする時間が十分に与えられない状況も把握した．他の教科が従来型の授業形態をとっていることにも原因はあるが，教員が授業内容をいかに絞り込むかという点も大切な要素だと認識した．

　このようなテューター経験をしながらの半年間，与えられた条件のなかでどのように自分の授業を行うべきか，考え悩んでいた．

　通常，作業療法のカリキュラムでは，作業療法のさまざまな領域（精神障害領域，発達障害領域など）の科目が同時並行して開講され，学生はさまざまな領域の学習を少しずつ終えていく．しかし本専攻では，学生はまず身体障害領域の授業を終えてから身体障害領域の臨床実習に行き，そのあとで他領域を学ぶという，いわゆる「ユニット式」とか「ブロック式」と呼ばれる方式を取り入れていた（聖隷クリストファー大学のカリキュラムはp.15表1とp.20表2を参照のこと）．

具体的に説明しよう．学生は2年生後期を終えた時点で教養科目，専門基礎科目の履修をほぼ終える．身体障害領域の授業は2年生前期から始まるが，主に2年生後期，3年生前期前半に集中している．そして3年生前期後半，全員が一斉に身体障害領域の総合実習に出かけていく．本専攻の場合，評価実習に相当する実習を設けておらず，その代わり長期の総合実習を十分にとるというスタンスだったので，身体障害の実習は総合実習のみで終わるのである．実習までの授業のために筆者に与えられた期間は11月の中頃から5月までであり，冬期休暇と春期休暇を考慮すると実質4〜5か月であった．

　そこでいろいろと考えた挙句，次のような方法で授業運営をすることにした．
① PBLと講義の両方を行う，いわゆるハイブリッド方式をとる．
② PBLの二大要素である課題抽出・課題解決のうち，課題抽出過程に関しては多くを求めず，課題解決過程の育成を中心とする．
③ 少人数グループ制の学習方式は要所のみで行う．
④ テューターを置かず，自分1人で行う．
⑤ 個々の学生の学習理解度・進行度はポートフォリオ・レポートを通して把握する．
⑥ 自己学習を徹底させる．
⑦ シナリオは，主に症例基盤型学習（case-based learning：対象者の臨床問題解決を行う．臨床医学直前のレベルに適しているとされる）とする．

1．ハイブリッド方式の講義の進め方について

　前述したように，授業はPBLと講義を織り交ぜて行うハイブリッド方式で行うことにした．講義の進め方として，シナリオ内容とはまったく関係なく講義を進める方法もあるそうだが，筆者はシナリオをまず配布して，それに関連した講義を行うことを原則とした．また講義に先行して，シナリオをもとに自己学習をすることを学生に徹底させることにした．

2．課題抽出 vs 課題解決

　シナリオを症例基盤型中心にすると，抽出すべき課題は作業療法の過程に沿った流れにある程度パターン化する．これ以外の課題もシナリオにはちりばめると，これを学生に抽出させるには多くの時

間を要する．その時間を捻出するためには，シナリオの数・内容を絞り込まないといけない．しかし，総合実習に送り出す前に，脳血管障害の急性期・回復期・維持期やパーキンソン病，さらに加えてもう1つ異なるタイプの疾患ぐらいは，中枢疾患の身体障害領域として必ず教えておきたい，と考えていた．

このようなジレンマのなかで，筆者は主に作業療法過程に沿って抽出される課題を学生の必修学習課題とし，それ以外の要素に関しては，余裕のある学生のみが課題とすることでよしとした．

後に気づかされたのだが，多くの学生は，必要最小限の学習をもって教員が求めるポイントをつくという学習様式を長年身につけており，教員が積極的に求めない課題に関して自ら踏み込んでくることは少なかった．今，振り返ってみて，課題抽出過程が評価される（成績に反映する）ことを学生に伝えるなど，学生が「最小限」の枠を超えて学習することをもっと奨励すべきであったと思っている．

3．少人数グループ制

「課題抽出 vs 課題解決」でも述べたように，一般的なテュートリアルでは，グループ学習で行われる課題抽出の過程に多くの時間を費やすが，それは避け，また，学習成果に関してグループでまとめる作業も，治療計画立案など重要な過程に絞って用いることにした．その場合，各グループの発表のあとの全体討議にかなりの時間を費やすことにした．

4．テューター

前述した理由から，テューターは他教員に依頼しないことにした．少人数グループ制を積極的に利用せず，また筆者1人で全体をみることにしたため，グループ学習での様子から各学生の自己学習度や学習進行度を把握することはできない．その点は次の「自己学習の徹底」でも述べるように，自己学習の成果を頻回かつ丁寧にチェックすることで補うことにした．

5．自己学習の徹底

自己学習の成果（ポートフォリオ）は，コースの区切り目や最終段階で評価することが多いようだが，筆者は1つのテーマが終わるつど，ポートフォリオを提出させることにした．ポートフォリオで

使った資料がその後の自己学習や受講にも必要な学生には，自己学習用とは別に提出用のコピーも用意させることにした．

　提出物はできるだけ早急に返却しようと思った．この作業は教員にとってかなりきつい作業となると予想された（実際そうだった）が，滞りがちになる自己学習促進のためにも，チューターに代わって「個々の学生の学習進行具合を把握する」ためにも，重要な過程だと思った．

　後日談であるが，学生は自己学習の成果をレポートのようにまとめる傾向にあった．そこで，たとえば関連文献で重要だと思ったところは，文献のコピーに下線を引いてファイルすることなどを具体的に指導し，学習能率をアップさせることをめざした．一度，この学習方式が学生に浸透したと判断して，ある程度まとめて成果物を提出させたことがあったが，学習成果の質と量はその途端，顕著に低下した．本当の意味での自主学習の定着の難しさを思い知らされた出来事であった．

6．症例基盤型学習（case-based learning）

　基礎医学，基本的な作業療法評価法の学習を終え，ある程度運動器疾患の作業療法の授業を習得している学生を対象とする筆者の授業では，基本的には症例基盤型のシナリオを用いることが有効だと考えた．そのなかで，臨床に必要な診療点数制や社会制度などのテーマも学習課題として抽出しうるよう配慮することにした．

2 授業の実践

1. 形成的評価と総括的評価

　授業の初回に，既習科目の知識がどの程度学生に理解されているかを問うテストを必ず行った．テストの問題は，ごく初歩的な中枢神経疾患に関する基礎知識である．

　このテストを行う狙いは2つあった．1つは授業を行うために，その時点での学生のレベルを知ることだが，もう1つは，評価とは総括的評価のことだと思い込んでいる学生に，形成的評価とは何かを理解してもらうことであった．

　テスト用紙には学生番号と氏名の記入欄を設けたが，その下に「番号と氏名は記入しなくてもよい」と記載した．

　学生は名前を書かなくてよいテストに驚き，必ずその理由を尋ねてきた．そこで形成的評価と総括的評価について説明し，「このテストは今後このクラスを教えるにあたって，このクラス全体としてどの程度の知識が理解されているか，どのレベルの内容から学習してもらわなくてはいけないかを知るためのテストで，あなたたちの成績には関係ないので，名前は書かなくてもいいです」と印象づけた後，「でも，あなたたちもこのテストを，自分の実力を知り，今まで習ったところをどのくらい復習しなくてはいけないかを考える材料として，今後の学習に役立てたいと思うなら，返却するときに必要だから名前を書くように」と付け加えた．

　この形式で教え始めた最初の年，ほぼ半数の学生が名前を書き，その割合は徐々に増え，3年目にはほぼ全員が名前を書くようになった．この変化がなぜ生じたのかはよくわからない．

　また学生には，総括的評価も含めて「真に求めるところはテストの点ではなく作業療法士としての実力をつけることであり，テストはその過程にすぎない」と，その後も事あるごとに力説した．学生は，認知レベルではすぐに理解し納得するものの，なかなか行動レベルでは変わってくれない．けれどもこの意識転換は，成人学習理論に則った学習の要だと思い，筆者は重要視している．

　もう一方のテストの目的，すなわち学生の既習知識の理解レベルを知ることにおいても，このテストは有用だった．講義を行う際は

もちろん，学生のディスカッションにアドバイスを与えるときなどにも非常に役に立った．必要であれば再学習させた．限られた時間を，「すでに習っているはず」などといって使うより，目の前の学生に欠けている学習情報を補うことに使うほうが，教育効果が高いと筆者は考えている．

2. 授業構成：各疾患をどのような順序で学習させるか

各疾患をどのような順序で学習させるかという問題は，学生の自己学習能力を伸ばす段階づけとして重要だった．1年目は，最初に脳血管障害の症例から入り，その後にパーキンソン病，その他の疾患へと進んだ．

基礎知識を整理する過程は学生にとって重要な第一歩であり，一般的に解剖学や神経内科的知識の整理から学習を始める．しかし，実際この過程を学生に自己学習させると，学生は教科書を理解することに難渋していた．そのうえ，脳血管障害はその病巣がさまざまであり，病巣によって症状が多種多様であるため，広範な知識基盤を必要とする疾患である．

その点，パーキンソン病は病巣が限局されており，原因・機序・症状なども脳血管障害に比べればシンプルであり，知識整理の手法を身につけるには手頃な教材であった．これに気づいた筆者は，2年目以降，最初にパーキンソン病や脊髄小脳変性症などのシナリオを使用し，疾患のとらえ方や身体障害領域の作業療法の考え方を学生に学習させたうえで，脳血管障害のシナリオに進むように変更した．

脳血管障害のシナリオは，急性期・回復期・維持期の3事例にした．患者1人の回復過程を3期に分けて追うことも考えてみたが，個別の事例で各病期を扱えば，さまざまな社会的因子や個人的因子を含めることができ，学習要素が多様化するので，そのようにした．一般的にシナリオは短いほうがよいとされる理由の1つには，このような側面もあるのだと思われる．

3. 授業オリエンテーション

学生はそれまでの経験から，主に少人数グループ制の授業形態をとりながら授業が行われると思っている．そこで，この授業では今

までのようにはグループ学習は頻回には行わないこと，けれどもシナリオから課題を抽出し，その課題に関して自己学習しながら学習を進める過程はまったく変わらないことを強調した．ある学生は，この方法を「1人PBL」と名づけてくれた．

4. シナリオに基づいた授業例

授業の実践の一部を紹介する．患者は仮想人物であるが，PBLのシナリオでは現実感を重視するため，「にせもの」とすぐわかってしまうような名前（日本太郎など）は用いないことが奨励されている[2]．したがって、「仮名」などの記載も用いないことにした．

❖ シナリオ1-1

- 聖隷病院に，藤井洋さん（66歳）が入院してきた．パーキンソン病で，今までにも何回か入院経験がある．薬の調整が完了次第，退院する予定．薬が効いていたときの藤井さんは，Yahr（Hoehn-Yahr）の重症度分類 stage Ⅲ，生活機能障害度がⅡ度．現在の藤井さんの1日の状態は，Yahrの重症度分類 stage Ⅴである．
- 今回入院する前は，介護保険通所サービスを週数回利用していたほか，福祉用品の貸与も利用していた．また，ときどきショートステイを利用する話ももち上がっていたそうだ．

シナリオ1-1を学生に手渡し，近くに座っている学生4～6名で，学習課題についてグループ討議させた．そして10分ほど経った頃，シナリオの続きを渡した．

❖ シナリオ1-2

- 藤井洋さんは，証券会社に勤務していたが，10年ほど前にパーキンソン病を発症した．その1年半後，経済的には不自由なく暮らせる保障があったし，仕事を続けることが困難になったため，退職した．その後しばらくは家で庭仕事をしたり，証券に関する情報を新聞やパソコンを使って集めたり，地域活動に参加したりと活動的に生活していたが，徐々に症状は進行した．
- 症状の進行とともに，数回短期入院して薬を調整し，そのたびにリハビリテーションも受けた．そして，何とか日常生活には支障

をきたすことなく暮らせる状態が続いていたが，約3か月前からwearing-off現象が出現し，日常生活に困難が生じるようになった．藤井さんには，パーキンソン病特有の症状のほとんどがみられるが，on-off現象はみられない．
- 藤井さんは浜松市の市街地で妻（64歳）と2人で暮らしている．子どもは2人いるが，東京と九州でそれぞれ家庭をもっている．現在医療費は無料である．

> [シナリオ1-1, 1-2：必修学習課題]
> - パーキンソン病の基礎知識の確認：
>   原因・発症機序，症状・経過・予後，疾患特異的評価，薬物治療・副作用
> - パーキンソン病の人に対する一般的作業療法
> - 藤井氏の作業療法を進めるうえで重要な情報：
>   主訴，現病歴，薬がうまく効いていたときと入院直前の生活状況，家屋状況，家族の状況・妻の健康状態，妻の希望など
>
> [シナリオ1-1, 1-2：余裕があれば踏み込んでほしい課題]
> - 介護保険通所サービス，ショートステイ，その他介護保険により提供されるサービス，介護保険制度について
> - 大雑把なOT評価計画
> - 特定疾患に関して

　シナリオ1-2を渡してしばらくして，グループごとに抽出した学習課題を発表させた．多くの場合，学生は，情報収集すべき医療情報や背景因子に着目するばかりで，パーキンソン病に関して，自らの知識の整理が必要だという着想にはなかなか至らなかった．

　このとき「どんなことに気をつけて，初回の作業療法をする？」「どんな評価をすることになる？」というような質問をすると，断片的ではあるが，知識面の学習の必要性に気づき始めてくれた．このようなやり取りをしばらく行ってから，筆者の考える必修学習課題とその他の課題をクラス全体で確認し，その授業は終了した．

　筆者は次の授業の開始時に，自己学習の成果（ポートフォリオ）を提出させた．そして授業では，ポートフォリオから筆者が得た情報をもとに講義を行い，授業の後半で次のシナリオを渡した．

　後述するがこれ以降，講義は双方向性に進むようになった．

❖ シナリオ1-3

- 藤井洋さんの作業療法を開始するにあたって，カナダ作業遂行測定（COPM）を行った．その結果，作業遂行の問題として，薬効が切れたときの排泄・食事・トイレへの移動，パソコン操作（インターネットの使用）が浮き彫りにされた．また話のなかで，これ以上悪くなりたくないという希望が繰り返された．
- 入院前，藤井さんの薬効が効いているときの状況（良好時），および薬効が切れたときの状況（悪化時）は，次のとおりであった．

① トイレ動作：

[良好時] トイレへの移動は，手すりをもちながら歩いて可能だった．調子の悪いときには，移動時突進現象が起こる危険性があったが，手すりがあれば大丈夫だった．下衣の更衣は，ジャージならば問題なかった．衣服を整えることは不十分だったが，家庭生活では問題はなかった．

[悪化時] 排尿は尿瓶をベッド上で使用した．ただし，妻の介助も必要だった．排便はポータブルトイレを用いて行った．移乗には介助が，座位保持には監視が必要だった．

② 食事：

[良好時] 箸，スプーン，ナイフなどを使用して，摂食は自立していた．魚をほぐしたりはできないが，醤油をかけたりすることは自分でしていた．箸はうまく使えないが，必ず手元に置いてフォーク代わりに使うなど，できる範囲で使用していた．

[悪化時] スプーンやフォークを使用して全量摂取できるときと，途中から介助が必要なときがある．机に肘や前腕をついての食事になり，椅子に肘かけと背もたれが必要になった．

③ パソコン操作：

[良好時] 証券情報を得るために必要なキーボード操作に，大きな問題はなかった．ただし，マウス操作は少し苦労した．

[悪化時] キーボード操作に非常に時間がかかり，疲労して，あまりパソコン操作をする気にならなかった．マウス操作も誤作動が多く，ますます時間がかかり，結局嫌になって止めてしまった．新聞を読んだりテレビを見たりして情報を補っていたが，ネット情報のようにくわしい情報を好きなときに好きなだけ得るというわけにはいかず，満足していなかった．話をするなかで，証券情報に精通してい

るということが，藤井さんのアイデンティティーの維持に重要であることがわかった．

> [シナリオ1-3：必修学習課題]
> - 投薬調整の効果の幅を想定しつつ，作業療法の方針を決める．
> - 二次障害の可能性をも考慮して，必要な評価を選択し，評価計画を作成する．
> - 作業療法の早期介入が必要である理由を列挙する．

　授業時間の制約もあり，授業計画時に考えたこの課題は，実際の授業では「作業療法の方針をどのように考えるか」「実際に評価が終わるまで治療はしないのか」というように，問題を教員側から提起しながら進めた．

　グループ討議では「wearing-off現象が起こる前とほぼ同じ状態に戻ることができる場合（投薬調整成功）」と，「入院直前の状態とあまり変化がなかった場合（投薬調整無効）」を具体的に学生にイメージさせたのち，「経過を見ながら方針を決定する．そのためには，投薬調整成功の場合と投薬調整無効の場合を両極とする幅を想定しておく必要がある」ことをクラス全体で確認し，実際に両極の場合の方針を話し合った．

　また作業療法では，評価を終えてから治療をするのではなく，可能な介入は早くから始めることで治療効率があがる場合や，そうしないと手遅れになる場合もあることを，グループでの話し合いで気づかせた．そして，自己学習課題は2番目の課題のみとした．

　自己学習の成果は，次の授業開始時に提出させた．

　次の授業内容は，「藤井洋さんの作業療法評価」とした．評価に関してはグループで20〜30分話し合わせ，全体でまとめた後に，シナリオ1-4を渡した．授業全体の進行の都合上，「藤井さんの作業療法（治療），バランス機能の評価と治療」に関しては，主に講義形式で授業した．

　このシナリオに関しては，「薬の調整，調整期間の二次障害の予防がうまくいって，ほぼ悪化前の状況に藤井さんが戻ることができ，さらに関節可動域，筋力，バランスへのアプローチ効果や，パソコンでマウスを使う際の腕置き台を作製したことで，悪化前より若干

生活が円滑になった」と締めくくった．

❖ シナリオ 1-4：藤井さんの評価結果

* HDS-R：改訂長谷川式簡易知能評価スケール．

- **HDS-R***：30/30
- **感覚**（表在，深部）：大きな問題なし．
- **ROM**（自動，他動）：全体的に可動域制限あり．
- **握力**：右；12 kg，左；8 kg
- **STEF***：右；18/90，左；20/90

* STEF：Simple Test for Evaluating Hand Function, 簡易上肢機能検査．

- **バランス**（座位）：

  ［外乱］前方に 60 度程度．左右方向に 30〜40 度程度．後方に 30 度程度体幹が傾くと保持不能（刺激は非常にゆっくりと加えた）．

  ［輪入れ］左右前側方 45 度（座位），座位でのリーチ範囲の 10 cm 手前に置いた 60 cm の棒に左右交互に入れた場合，10 本/120 秒（最初の 5 本は 70 秒，後の 5 本は 50 秒）．

> ［シナリオ 1-4：必修学習課題］
> - 治療計画立案および実施
> - バランス機能の評価と治療

　学生は，提出する学習成果（ポートフォリオ）に関する講義メモをポートフォリオに書き込んでいたが，翌日，朝一番に確実に返却できる場合は，このメモつきのポートフォリオを提出させた．メモをとるときには色つきのペンを使わせた．それ以外にノートをとった場合はそれも一緒に提出させた．これは，学生の理解度を把握するうえで非常に役立った．できれば毎回この形式をとりたかったが，時間的に許されない場合も多かった．必要な学生には，提出前にコピーをとらせた．コピー代は教材費で負担するようにしたが，ポートフォリオの返却が早かったためか，コピーをとる学生はあまりいなかった．

　講義では，対象者の病態像を学生に印象づけるため，視聴覚教材を多く用いるように努力した．適当な教材がない場合（右半球損傷の人が呈するせっかちさや話題の一貫性に欠ける状況など）は，他教員に模擬患者を依頼したり，自分自身で演じたりした．教員は，ひそかに演技力向上に真剣に取り組んだ．また，その模擬患者に対して，他の教員がセラピスト役を演じて学生にみせたり，学生がセ

ラピストとして接する場面を作ったりした．

5. 評価

　学生の評価は，自己学習の成果（ポートフォリオ）と一般的な知識テストの両面から行った．検査測定技術の実技テストに関しては，学生が合格するまで何度でも実施し，最終成績にその優劣は加味しなかった．学生による自己評価も実施したが，成績に加えなかった．他学生による学生の評価は行わなかった．これを行うほどのまとまったグループ学習を設けなかったためである．

6. シナリオ作りのコツ

　PBLを授業に取り入れる場合，シナリオは非常に重要であり，シナリオを作成する過程は，教員にとって大きなチャレンジとなる．最初は，シナリオの書き方の解説書に準じて作成するのがよいと思う．方法論に従えば教育哲学が自然と組み込まれるし，何よりも大きな失敗を避けることができて無難である．

　ただし，方法論に従うといっても，解説書には至る所にさまざまな方法や留意点が記載してあり，ともすると，何か重要なことをとりこぼしてしまいそうになる．

　筆者の場合，解説書を読みながら，「年齢，性別などが幅広く設定されているべきである」など具体的な留意事項があるたびに，「後期高齢者，退職前後，働き盛り，若年層，男性，女性」など，留意事項を満たす設定を具体化した形で1つの表に書き出し，それらを組み合わせながらシナリオを作成した．また，「事例に多くを含めない」「学習課題は3～5まで」「情報を与えすぎず，わざと簡単な文にしておく」など，重要だと思われる留意事項も書き出し，ときどき見返すようにした．

3 実践を振り返って

　聖隷クリストファー大学作業療法学専攻（現 作業療法学科）では，前述したように「ブロック式」の教育課程を導入しているので，入学後約1年半，テュートリアル形式で作業療法概論等の科目を履修した学生を対象として，筆者は実質4～5か月間，集中的に身体障害領域，中枢系の作業療法の授業を担当した．そして，精神領域や発達領域などの作業療法教育の場へと学生を送った（これらは3年生後期から始まる）．

　新入生にこの教育手法を初めて導入した教員には，筆者の知らない苦労があるだろうし，筆者のあとを引き継いで教えた教員にも，また別の思いがあることだろう．以下は筆者が経験した範囲で，この教育手法の実践を振り返る．

1. 実践前に抱いた授業運営に関する問題への対処

　自分の授業を始める前に，① テューターの足並みが揃わないこと，② グループに隠れる個人がいること，③ 問題抽出過程と問題解決過程のうち，抽出過程をうまく導けないことを，解決すべき課題だととらえた．そして，典型的なテュートリアル形式をとらずに授業を進めてきた．

　テューターの足並みが揃わないことを解決するために，原則として他教員にテューターを依頼せずに授業を進めた．

　ブロック式の時間割編成で授業が行われたため週に数日授業があるという状況を利用し，自己学習成果を授業のたびに提出させ，次の授業までには目を通した．この試みにより学生の学習進行具合は予想以上によく把握できたので，②の問題は解決したと考える．しかし，テューターが張り付いた少人数グループ学習でしか得られない成果の一部は，筆者の授業では与えられなかったことは素直に認めたい．

2. 思いがけない副産物：双方向性の講義・集中力がアップ

　この学習形態をとったことにより，結果的に，講義が一方向性か

ら双方向性のものに大きく変化した．そしてその変化が，学生の授業への高い集中をもたらしてくれたと実感している．これは思いがけない大きな副産物であった．

　講義の内容は，原則的に，シナリオから導き出された課題を学生が自己学習した内容に直結するものであった．

　たとえばパーキンソン病の知識整理の場合，授業は次のように進んだ．「パーキンソン病の原因・発症機序は？」と筆者が尋ね，学生が自己学習の成果物を見ながら答える，次に「四大徴候は？」と尋ねて，それにまた学生が答える，という具合である．コースの中頃を過ぎると，「発症機序，症状の次には，何をまとめましょうか？」などの質問にも学生が答えられるように導いた．

　答える学生が固定しないように，そして答えを得るまでの時間節約のために，答える学生は教員が指名する場合が多かった．学生1人からうまく答えを引き出せない場合は，数人から得られた答えを筆者がまとめるようにした．また，質問に答える学生は1問につき1人であるが，すべての質問に各自が自分なりの答えを考えながら講義を聞くように奨励した．学生はこれを実行してくれた．

　学生が自分なりの答えを得ながら講義を聞いているのか，ついてこられなくなっているのかは，学生の表情や視線が明らかに語っており，教壇の上から一目瞭然だった．この学生の反応を指標にしながら，授業のペース配分ができたことは，双方にとって非常に有益だったと思う．学生は，講義で扱う内容のほとんどを学習成果物に書いてはいるのだが，さらにそれをもう一度教員と問答しながら整理することで知識を定着させ，理解度をアップさせることができたようだ．

　純粋なテュートリアルでは，この過程を少人数グループ学習が担うのだろう．学生自身にこの過程を任せると，さらに大きな副産物も得られるのだろうが，主に時間的制約のため，それはほとんど試みなかった．

3. 思わぬ難関：スタディ・スキル「読解」の重要性

　学習課題についての自己学習を徹底させた後に双方向性の講義を行ったことで浮き彫りにされた，学生が自己学習するうえでの難関があった．それは，学生が教科書をうまく利用できないということ

だった．学生は，すでに2年生後期に至っているのだが，①もっているテキストの必要部分を的確に選択できない，②テキストの内容理解が浅い，あるいは困難，という問題が露呈された．

「もっているテキストの必要部分を的確に選択できない」とはいっても，パーキンソン病であればそのページを開くことはできる．ただしそのページを探すときに，学生は目次に頼らず索引を使用していた．したがって知りたい用語が索引になければ，うまく調べることは困難になった．

たとえばパーキンソン病では，パーキンソン病のページとは別のところにある「筋緊張」や「不随意運動」などの関連箇所を学習することも重要になるのだが，学生はこれがうまくできなかった．

筆者は当初，インターネット時代の学生なので，検索方式に馴染んでいると思っていたが，そればかりではないことに気づいた．つまり，従来型の講義形式で学習を積んだ場合は，講義が主に教科書に沿って進むので，頭のなかに教科書の目次にかなった知識体系や知識構図ができあがるが，シナリオに基づいた学習で育った場合は，この体系や構図が学習しにくいのである．

これに気づいてからは，講義中や自己学習を援助する際に，知識体系や知識構図を意識させるように努力した．

「テキストの内容理解が浅い，あるいは困難」という事実は，双方向性の授業を通して気づかされた．明らかに提出物には的確な情報（回答）が記載されているにもかかわらず，それが活きた情報になっておらず，文字面で終わっているのである．

たとえば，振戦の説明を求めると，学習成果物を見ながらではあるが完璧な文章が返ってくるのに，手部に静止時振戦がみられるといったときに，手はどうなっているのか質問すると，何も答えられないといった状況である．この種の反応は頻繁にみられた．

このような状況を理解したうえで，学生が読む作業療法の専門書，特に中枢神経疾患の作業療法を読み直してみると，これがかなり難しい作業であることが改めて納得できた．学生は，神経に関する解剖学・機能解剖学，生理学，臨床内科などのうろ覚えの知識と，身体障害作業療法学の総論などで習った作業療法実践のイメージ，さらには評価学で習った筋緊張や不随意運動の評価法などを思い出したり結びつけたりしながら，教科書を理解しなければならないからである．

そこで筆者は，教科書の読み方を指導することにした．自己学習を奨励するうえで，教科書読解力を確実に学生に習得させることは，不可欠な過程であることを再確認したからである．また，教科書から得た知識の，活用できるレベルでの読解の練習という点では，シナリオに基づいた学習方法は最適の場を提供してくれた．

4. 臨床実習とPBL

PBL・テュートリアル教育を実践する単位として，教員1人で自分の教育範囲から始めることも可能だと唱える人もいる．教養科目から始めて大学就学期間一貫して挑戦しているところもある．めざす方向は同じでも，当然その頂点は変わってくるであろう．

本専攻は，専門教育のなかでこの実践にチャレンジした．したがって「一般教養や基礎医学は従来型で教えられている」という事実は十分意識して教育計画を練ったが，臨床実習も従来型で行われることが，授業計画に非常に大きな影響を与える因子であることは，実践を経験するまであまり重要視していなかった．

PBLによる学習は，学習範囲が限定され知識量が限られるという側面をともなう．この点を考えると，PBLで学習した学生が臨床実習に臨む際，既習の知識や技術の少なさを自己学習の方法論で補いながら，円滑に行うことができるだろうかという疑問が生じる．

長期的にみて，自己学習の方法論を身につけていることは，絶対的な強みである．しかし，臨床実習の場を考えると，作業療法の場合，多くの施設で教材が十分に揃えられていない．そして，勤務時間プラスアルファーの実習時間を終えて，デイリーノート，見学や各種体験に関するレポートなどを書きながら，担当する対象者の作業療法を考えていくという状況では，自己学習に必要な時間も十分には保障されていない．

このような実情を考慮すると，授業で学習させる知識や技術を思い切りよく絞り込むことが，筆者にはどうしてもできなかった．

一方で，今ペンを執りながら，実は自分の保守性が原因で絞り込めなかった事実を，臨床実習のせいにしているのではないかという思いが，頭の隅にはある．筆者のなかで結論は出ていない．

5. PBLの成熟過程，およびその過程への円滑な移行

　初めてPBLを経験する学生に対する導入期には，一般的にはチーム・ビルディングなどの手法を用いながら，リーダーや書記をおいてのグループディスカッションを成り立たせ，活性化させることを目的とすることが多い．そうしながら徐々に，比較的自由に学生が学習課題を選択できて，学習成果の内容にも自由度が高いPBLへと移行させていく．たとえば「日本人の健康的生活を支えている制度」というような学習課題が，これに相当する．そして最終的には，必修学習課題として一定の知識を身につけることが要求される型へと進むことが多い．ここでは前者を「自由発展型」と呼び，後者を「課題学習型」と呼ぶ．

　筆者が教えた学生たちは，自分たちが新しい学習法であるPBLやテュートリアルという方法で専門科目を学習しているという自覚をもっており，学生なりに「これがPBL・テュートリアルである」というイメージをもっていた．学生たちはちょうど自由発展型から課題学習型への移行期にあった．

　この時期には，教員は「課題学習型」のPBLを，学生は「自由発展型」のPBLを想定している，というすれ違いが生じうる．このすれ違いに気づかないままPBLを行うと，双方が空回りして前進できなくなる．

　実際に，筆者はこの種の経験をしたことがある．何となく感じる違和感の原因をその時点では理解できず，学生からの「もっと自由にさせて」という無言の要求を感じつつも，筆者は当惑するばかりであった．

　「自由発展型」から「課題学習型」への移行をより円滑に行うには，教員が学生と自分の間にこのようなギャップがあるかもしれないという意識をもっていることが重要だと実感している．また，教員間の連携を密にして，この移行を長期的視野のもとに計画的に行うと，教育効率はアップすると思われる．

● 参考文献

1) Maudsley G：Do we all mean the same thing by "Problem-based learning"？ A review of the concepts and a formulation of the ground rules. Acad Medi 74：178-185, 1999
2) 吉田一郎：どのような事例がよいのか，また事例はどのように仕組まれているか．吉田一郎，大西弘高（編）：実践PBLテュートリアルガイド．p52-53，南山堂，2004

II 聖隷クリストファー大学でのPBLの環境と構造

1 PBL実践に備えて

　PBLの実践には，それなりの環境が備わっていることが望ましい．聖隷クリストファー大学（作業療法学専攻，定員30名）では大学の校舎設計の段階で，PBL実践を見越してゼミ室を20室，作業療法関連教室の周りに配置した．その教室は，作業療法学専攻専用というわけではないが，テュートリアルを行う際には優先的に使用することができる．ゼミ室にはホワイトボードが，そして約半数のゼミ室にはインターネットが使用できるコンピュータとプリンターが設置されている．

　また，作業療法学専攻関連教室の横にある準備室（倉庫）には，ビデオデッキとモニタをセットした移動式のラックが6セットと，主な参考図書（PBL図書）が数冊（1〜8冊）ずつ並んでいる移動式ラックが収納してあり，必要なときに教室にもち出して使用できるようになっている．

　このほかにも，図書館のPBLコーナーに設置されている本がある．これらの書籍のなかには，通常は一般書架に並べられているものもあるが，教員が指定した期間はPBLコーナーに設置される．PBLコーナーに設置されている書籍は館内利用のみが可能で，より多くの学生が利用できるシステムになっている．PBL図書を教室の横の作業療法準備室に置いた場合は，授業時に使用するのに便利であり，図書館に置いた場合は，開館時間を通して学生が自由に使用できるという利点がある．

　もう1つ，聖隷クリストファー大学がPBLを実践する前段階として重要な過程がある．それは募集要項やオープンキャンパスを通して，作業療法学専攻を受験する学生とその保護者に，授業でPBLを実践することをうたっていることである．そのため「PBLに魅力を感じて入学した」という学生が少なくない．また，「グループ学習は自分に向かない」と思っている学生の数は少ない．

　さらに，学生人数約30名に対して作業療法の教員が9名という状況も，PBLの実践環境を考えるうえで重要な因子である．

2 聖隷クリストファー大学作業療法学専攻のPBLカリキュラム

聖隷クリストファー大学作業療法学専攻のカリキュラム構成には，2つの大きな特徴がある．

第一の特徴は，「ユニット式」あるいは「ブロック式」と呼ばれる編成をカリキュラムに一部取り入れていることである．ユニット式・ブロック式とは，複数ある学習テーマを同時並行して配置せず，1つのテーマをすべて終了させてから次のテーマを置くというような，直列式編成を意味する．ユニット式よりもブロック式という言葉のほうがさらに大くくりの構成を示す場合もあるようだが，厳密な使い分けはなされていないようである．

一般的な4年間の作業療法カリキュラムでは，最初に教養科目と専門基礎科目が配置され，徐々に専門科目へと移行していく．厳密に分かれていないにせよ，作業療法の専門教育は，最初に概論・総論などが教授され，次に領域別の作業療法へと進み，その途中や最後に臨床実習が組み込まれている．そして，最終段階の卒業研究などの総括的な科目へと続いていく．

一方，本専攻の場合は，作業療法専門教育の概論や総論，および領域別の作業療法教育にPBLを導入しているが，この領域別作業療法カリキュラムに，ユニット式あるいはブロック式と呼ばれる編成を一部取り入れている（表1）．

たとえば，2学年後期から3学年前期前半までの専門科目の授業は，ほとんど身体障害領域に充てられる．そして，これに続く3学年前期後半の8週間で，身体障害領域のみの（総合）臨床実習が実

表1 ● 聖隷クリストファー大学作業療法学専攻のカリキュラム全体像

学年	1学年		2学年		3学年		4学年	
学期	前期	後期	前期	後期	前期	後期	前期	後期
教養科目								専門職連携論
専門基礎科目	解剖学 生理学 医学医療学概論 等	解剖学 生理学 人間発達学 等	整形外科 内科 神経内科 等	精神医学		小児科学		
専門科目	OT概論 特別セミナー	OT概論 研究法 技術学 等	OT評価学 運動学実習 等	身障OT学 OT理論 等	身障OT学 地域OT学 等	身障領域 臨床実習	精障OT学 発障OT学 地域OT学 老年期OT	精障・発障・老年期領域 臨床実習	卒業研究 総合演習 等

施されている．実習を終えた学生は，その後に身体障害に関する科目を学ぶことはない．

3学年の後期には，発達障害領域，精神障害領域，老年期障害領域の作業療法の科目が配置されており，これらは同時並行で行われる．そして，4学年前期には，発達障害領域，精神障害領域，老年期障害領域のうち，2領域の臨床実習に学生は参加する．

繰り返しになるが，身体障害領域の授業と臨床実習が他領域のそれに先行して行われるという点で，本専攻のカリキュラム編成は他校とは大きく異なっている．

また，カリキュラム上には現れないが，専門教育初期の概論・総論などの時間割構成にも，一部ユニット式を取り入れている．たとえば，1週間の時間割の作業療法専門科目すべての時間を使って最初に作業療法概論を教え，次に作業療法の理論を教えるというように進むのである．

実際にこの構成を用いてみると，運営上の困難が生じる場合があった．テューターの人数を確保する手続きが煩雑になったり，忌引きやインフルエンザなどによる学生の長期欠席がもたらす支障が大きくなったりしたのである．長期欠席が教員側に生じる場合があることにも気づかされた．

教員によっては，授業と次の授業との間に十分な時間をとることを好む者もあった．筆者自身は，中枢神経系の身体障害作業療法学を教えるなかで，ほぼ純粋なユニット方式で進めた場合と運動器疾患の授業との並行型で進めた場合との両方を経験している．そして、運営上の問題はあるにせよ，ユニット方式ならではの利点は多いと感じている．

カリキュラム上のもう1つの特徴は，専門科目において，精神障害作業療法学などの領域別教科に充てられる時間数が多く，その分，領域横断的な科目（日常生活活動，自助具福祉機器など）が少ないことである（表2）．

この構成を用いると，シナリオに基づくPBL学習のなかに，一般的には横断的に行われる科目の学習内容を適度に含めていかなければならない．シナリオ作成者は，この点にかなり注意を払いながらシナリオを作成する必要がある．この構成の大きな利点は，ADL訓練や自助具福祉機器の適用などを，事例のストーリーで学ぶことで，学生の知識を「活きた」ものとすることができることである．

表2 ● 一般的な作業療法科目構成と聖隷クリストファー大学の科目構成

身体障害領域	精神障害領域	発達障害領域	老年期障害領域
評価学	評価学	評価学	評価学
評価学演習	評価学演習	評価学演習	評価学演習
治療学	治療学	治療学	治療学
治療学演習	治療学演習	治療学演習	治療学演習
日常生活援助論			
福祉機器論			
その他			

■の組み合わせが，聖隷クリストファー大学の作業療法科目構成．

3 講義

　聖隷クリストファー大学における作業療法学専門科目の教育にPBLを使用するという方向性は，教員全員の共有事項である．しかし，純粋なPBL・テュートリアル方式，PBL・テュートリアルと講義をあわせたハイブリッド型，純粋な講義形式の3タイプの授業方式を自分の担当教科のなかでどのように用いるかは，最終的には担当教員に任されている．

　ハイブリッド型の場合，PBLのシナリオや学習課題とは関係なく，講義内容を構成している大学もあるが，本専攻ではシナリオと関係づけた内容の講義が行われている．

　純粋な講義形式をとった授業は，むしろ少数派である．筆者は，担当した中枢神経系作業療法学のなかの高次脳機能系の授業を講義形式で行った（シナリオに半側無視の事例を用いたが，それをもとに，高次脳機能の自己学習を求めることはしなかった）．講義形式にした主な理由は，高次脳機能以外の学習に時間を十分に配分したかったためである．

4 スキルラボ

　スキルラボとは，学生が何らかのスキルを身につける学習過程を，グループを単位として自己学習させる方法である．聖隷クリス

表3 ● PBLとスキルラボに用いたシナリオおよび教員資料

シナリオ

作業療法の実習生であるあなたは，実習指導者から，明日，次の3名の人の上半身のROM測定をそれぞれ1単位で行うようにいわれた．ただし，必ずしも時間内にすべてをみる必要はない，というアドバイスをもらった．また，秋田さんと本村さんに関しては，示された情報以外に参考となる情報はないということだった．

1．秋田実さん，73歳，CVA後遺症維持期（発症後3年），右麻痺
- 慢性虫垂炎が悪化したことを契機に年齢のことも考えて，摘出手術をすることになった．本日入院，明日午後手術予定．全身状態に特に問題はなく，安定した生活を送っている．杖歩行可能．
- ちょうどよい機会なので，諸機能の評価を行い，1年半前の退院時と比較する．
- 秋田さんは，家で家族と暮らしている．散歩と囲碁が趣味で，週2回公民館の囲碁クラブに行くことを楽しみにしている．また，子ども囲碁クラブでは，人気者の指導者だそうだ．
- 患側上肢のBrunnstrom stageはstage Ⅱで，筋緊張はかなり低い．

2．本村慶介さん，45歳，CVA後遺症（左麻痺）回復期：自宅への退院時評価
- 薬局経営しており，発症前は本村さん自身が経営者および薬剤師として働いていた．現在は妻と店員で店を守っている．
- 患側下肢のBrunnstrom stageはstage Ⅳで，T字杖とAFO（＝SLB）を使用して屋内歩行自立レベルである．
- 患側上肢のBrunnstrom stageはstage Ⅲで，筋緊張が非常に高い．
- 注意の持続に軽度の問題があるが，その他の認知機能には問題がない．

3．斎藤洋子さん，50歳，RA
- 電動車椅子を用いて中学校の事務をしていたが，RAが悪化し，2か月前に入院した．
- class Ⅱだったが，class Ⅲになった．
- 状態が落ち着いてきたので，ROMの再評価を行う．

トファー大学の作業療法学専攻では，関節可動域測定（ROM測定），筋力測定（MMT）などの技術を獲得させる過程でこの方法を用いた．

筆者はこの教科の科目責任者ではなかったが，授業の概略は次のとおりである．最初にROM測定などについての基本事項をクラス全体で確認し，その後，学生はグループで視聴覚教材と教科書をみ

必修学習課題および実演の評価ポイント（教員資料）

★ 3名の状況を考慮して，①必要な情報をシナリオから読みとり，評価に活かす（事前情報収集の必要性），②20分間の全体構成（何をどのくらいの時間で行うかを述べる），③自己紹介の内容，評価の具体的な方法を述べる．
★ 考えた方法で，対象者（教員による模擬患者）を相手に実践できるようなる．

1. 秋田実さん，73歳，CVA後遺症維持期（発症後3年），右麻痺

- 認知に問題ないことを，情報から読み取る
- 挨拶（初対面の自己紹介）．
- 検査のオリエンテーション：相手は作業療法を受けた経験があり，ROM測定を受けたこともあることを考慮した内容．棒読みではなくコミュニケーションをとりながら説明できる．
- 問診：体調，安静時，運動時の疼痛は最低必要情報．
- 亜脱臼の検査（亜脱臼半横指という設定）．
- 亜脱臼がある場合のROM測定の留意事項を説明できる．
- 弛緩性麻痺の場合のROM測定（最終域まで動かさない）が適切にできる（患側上肢に関して大きな問題がなく，ゴニオメータを使用する必要はない設定）．
- 健側上肢のスクリーニング検査（健側上肢ROMに関しても，大きな問題はなく，ゴニオメータを使用する必要はない設定になっている）．
- 検査中の相手の反応に気を配る．痛そうな顔をしていないか，疲れていないか等．

2. 本村慶介さん，45歳，CVA後遺症（左麻痺）回復期：自宅への退院時評価

安静時痛はないが，肩関節に痛みを伴うROM制限がある．末梢に筋緊張が強く，学生がストレッチの手を緩めると手指が屈曲してしまうが，正しくストレッチすると手指にROM制限はない，という設定．

- 挨拶（初対面の自己紹介）．
- 検査のオリエンテーションが，軽度の注意障害を考慮しつつ，簡潔に行える（少ない情報を何回も伝え，確認を取りながら進める）．
- 問診を，軽度の注意障害を考慮して，簡潔に行える．体調，安静時，運動時の疼痛は最低必要情報．
- 健側のスクリーニング検査とともに，患側のROM測定が，ゴニオメータを使用して適切に行える．
- 関節痛がある場合のROM測定が適切に行える（痛みの有無を尋ねつつ，表情に特に注意を払いながら行う．注意障害を考慮し，何度も尋ねる）．
- 筋緊張が高い場合のROM測定が，適切に行える．持続的なストレッチをしながらのROM測定ができる．
- 適切に検査結果を記録することができる（疼痛によるROM制限，付記事項として筋緊張の特性を含む）．

3. 斎藤洋子さん，50歳，RA

カルテに「環軸関節の破壊がみられるので要注意」とあり頸部は測定しない．随所に運動痛・安静時痛があり，安静時，炎症症状がある関節に関しては，自動運動にて測定しなければいけない，という設定．検査内容を必ず事前にスーパーバイザーに確認する必要性の認識の有無を学生に確認する．

- 事前情報として，RA特有の禁忌事項，留意事項を調べる必要性に気づく．
- 必要な事前情報とその入手方法を整理する（情報源：カルテ，画像，医師，スーパーバイザー，必要情報：炎症に関する情報，関節の状態，禁忌事項など）．
- 整理された時点で，教員は「ケースに関する追加情報」を与える．
- 認知に問題がないことを情報から読み取る．
- 挨拶（初対面の自己紹介）．
- 全身状態の確認（検査の途中，最後にも行う）．
- 検査オリエンテーション：相手は作業療法を受けた経験があり，ROM測定を受けたこともあることを考慮した内容．棒読みではなくコミュニケーションをとりながら説明できる．
- 関節保護に関する説明を的確に行う．
- ROMに関する問診（安静時痛，運動時痛について）が適切に行える．
- 視診・触診（炎症徴候の確認，変形の確認）を行うことができる．
- 適切にROM測定を行うことができる．
- 適切に検査結果を記録することができる（炎症徴候，疼痛，変形について）．

ながら獲得すべき技術を身につけていく．その過程で，質問があれば教員に質問する．視聴覚教材に関しては，今は市販されているが，それがまだなかったときには，学生にビデオ教材を作らせていた．

この作業にはかなりの時間を要するので初年度にのみ行い，次の

年からはその教材を用いた．初年度の教材作成過程には教員も携わったが，やはり完全なものに仕上がったわけではなく，そのため次の学年が用いるときには多少混乱が生じることもあった．しかし，ビデオ教材が絶対的解答ではないという事実は，スキルラボを能動的に行ううえで，必ずしもマイナス要因ではなかったと思える．

筆者は臨床実習へ出る前の締めくくりの授業の一部に，シナリオを用いて事例特異性を強調した，PBLとスキルラボとを組み合わせた授業に挑戦したので，その試みを紹介する（表3）．

● シナリオ

ROM測定を題材とし，その測定目的や疾患特性により測定方法や留意事項が異なることを浮き彫りにするようにシナリオを工夫した．「臨床実習で3名のROM測定を行う」という設定を用いた．

● グループ構成

1グループの人数は約5名とし，クラスを6グループに分けた．

● 授業構成

2コマ続きの授業の最初にシナリオを学生に渡し，簡単なオリエンテーションを行い，残りの時間のすべてを学生のグループ学習に与えた．ROM測定の練習は，必ず全員が行うことを強調した．後日，シナリオに沿ってROM測定の発表・実演をさせた．学生は主に授業時間をディスカッションに用い，実技練習は授業時間外に行っていた．

● 発表・実演

発表・実演は2グループ合同で，つまりクラスを3つ（3発表グループ）に分け，3か所で同時に実施した．教員2名の協力を得て，各発表グループに1名の教員を配し，教員は模擬患者役を担った．学習は全員実演した．実演に対するフィードバックは，学生個人，グループに対してショートコメントをその場で与えた．そして全発表終了後，クラス全体で総括した．

ROM測定などの1種類の課題をもとに，対象者情報を総合的に判断させることで評価方法の多様性を浮き彫りにするこの試みは，非常に有効だったと感じている．

5 客観的臨床能力試験（OSCE）

　客観的臨床能力試験（OSCE；objective structured clinical examination）とは，医師の面接技術や検査技術のテスト手法として広まったもので，各種検査結果の総合判断や対象者の背景や心理状態をも考慮した対応など，高度な実践力を求めるテストである．したがって，その評価・採点は○×式や選択式のテストのように単純明快にはいかないが，それらに何とか妥当性・客観性をもたせるために評価項目を具体化するなど，いろいろと工夫されている．

　医学部や薬学部の場合，病棟実習や実務実習を行う資格を付与するために全国共用試験として OSCE を行うため，客観性（objective）は非常に重要な要素となる．このような場合，1 場面の評価には複数の評価者が配置される．

　聖隷クリストファー大学作業療法学専攻でも OSCE を行った．身体障害部門でいえば，感覚検査，ROM 検査，MMT の評価などに用いたが，これらのテストは，学生にある程度の評価技術・評価能力を身につけさせるためのものであり，医学部の OSCE のように合否判定をするためのものではないと位置づけた．そして，合格しなかった学生には何度もテストを受けさせ，最終的には全員合格させることにした．学生にはこのことを事前に告げた．

　テスト方法としては，1 人の評価者が 1 つのブースでいくつかの評価技術のテストを全学生に対して行い，他のブースでは他の評価者が異なる評価技術のテストを同様に行うという形式をとることが多かった．学生側から説明すると，決められた時間になると決められたブースに行ってテストを受けるということを繰り返し，すべてのテストを受けることになる．

　以下，筆者が総合臨床実習前の時期に行った OSCE を紹介する．
- 6 名の教員で，ほぼ 1 日かけて行った（図 1）．
- 問題と実施方法は約 2 週間前に学生に提示し，そのときに各テストの課題内容の詳細と評価項目を記載した採点用紙を配布した（図 2）．
- 次に示す 7 ブースを設定した．

ブース 1：初回挨拶・腱反射・非麻痺側 ROM スクリーニング検査
ブース 2：CVA 患側上肢 ROM 測定・非麻痺側筋力スクリーニング

検査
ブース3：移乗・上田の12段階法
ブース4：上肢感覚検査
ブース5：CVAバランス検査
ブース6：脈拍・血圧測定
ブース7：片麻痺肢位の言語表現

　ブース7は教員不在の部屋で，学生には，片麻痺肢位の人の写真を1枚見ながらそれを言語表現し，所定の用紙に記すことが求められる．記載した用紙はその場にある，中の用紙を取り出せないようにした箱に入れるようにした．
　テスト時の服装は実習時に準ずるようにと指導した．

　学生には，スケジュール表に従ってブースを回るように指導し，学生の動きによってスケジュールが管理されるように設定した．
　学生は，入室と同時にそのブース用の採点用紙に氏名，学生番号を記載したものを患者役の教員に手渡し，検査をすぐに開始する．評価実施時間は7分半，フィードバックは約2分とし，1ブースのテスト時間を約10分とした．10分経っても終了していない場合は，次の学生が入ってくることでテストが終了されるように計画した．
　かなり密なスケジュールなので，実施前には進行が滞らないかという不安をもったが，実際に行ってみるとほぼ円滑に進んだ．実習前でもあり，非常に緊張感に満ちたテストとなった．
　学生の技術力は，ブースを回っている間にも大きく向上しているという感想が，複数の教員から聞かれた．ただし，教員の負担はかなり大きいので，「協力的な教員が多数いること」が，この方式でテストを行う際の必須条件だと思われた．
　後に学生に，①時間がかかってもこのテストがよい，②テストを簡略化し時間を短くしてほしい，③その他，というアンケートをとった結果，30余名中2名のみが②を，その他の学生は①を選択した．

■身体障害実技テスト・タイムスケジュール

テスト内容 / 時刻	教員A 3308	教員B 3310	教員C 3303	教員D 3305	教育E 3301	写真 3301	教員F 3312
9:00	1	5	9	22	26	30	
9:10	2	6	10	23	27	31	
9:20	3	7	11	24	28	32	
9:30							
9:40	4	8	12	25	29	33	
9:50	5	9	13	26	30	34	
10:00	6	10	14	27	31	1	
10:10	7	11	15	28	32	2	
10:20	8	12	16	29	33	3	
10:30	9	13	17	30	34	4	
10:40							
10:50	10	14	19	31	1	5	
11:00	11	15	20	32	2	6	
11:10	12	16	21	33	3	7	
11:20	13	17	22	34	4	8	
11:30	14	19	23	1	5	9	
11:40	15	20	24	2	6	10	
11:50	16	21	25	3	7	11	
13:00	17	22	26	4	8	12	
13:10	19	23	27	5	9	13	
13:20	20	24	28	6	10	14	
13:30	21	25	29	7	11	15	
13:40	22	26	30	8	12	16	
13:50			31	9	13	17	
14:00			32	10	14	19	23, 1
14:10			33	11	15	20	24, 2
14:20			34	12	16	21	25, 3
14:30							26, 30
14:40							27, 31
14:50			1	13	17	22	28, 32
15:00			2	14	19	23	29, 33
15:10			3	15	20	24	
15:20	30	34	4	16	21	25	8, 13
15:30	31	1	5	17	22	26	9, 14
15:40	32	2	6	19	23	27	10, 15
15:50	33	3	7	20	24	28	11, 16
16:00	34	4	8	21	25	29	12, 17
16:10	23	27	再試験				34, 19
16:20	24	28					20, 5
16:30	25	29					6, 7
16:40	26	30					21, 22
16:50	27	31					4
17:00	28	32					
17:10	29	33					
17:20							
18:00	3302 集合						

(表中の数字は学籍番号下2桁)

図1 ● OSCE スケジュール

テスト内容概略

- 教員A　初回挨拶，深部腱反射（DTR）検査，非麻痺側ROM測定
- 教員B　患側上肢 ROM 測定，筋力検査
- 教員C　移乗，上田の12段階法検査
- 教員D　上肢感覚検査
- 教員E　バランス検査
- 写真　写真の人の姿勢を言語表記する
- 教員F　バイタルサインチェック；血圧，脈拍
- ★ 変更：教員Cは，車椅子に座りOT開始を待っている．

準備

- 服装：ケーシー，靴その他も実習時に準ずる．
- 検査用具等：感覚検査用具，血圧計，聴診器，ゴニオメータ，打腱器，握力計，ピンチメータ，
  以上は準備しています．
  これ以外に必要なものは各自準備すること．
- 事前に配布する採点用紙，記録用紙に氏名，Noを記載しておくこと．
- テストに関する質問は山﨑まで．

当日

- 集合：8：50, 3302 教室．
- 待合室は3302とします．私語を慎んでください．読み物などのもち込み可，メール使用禁止．
- 試験開始時間：試験室教卓上の時計が時間になったら各自の採点用紙・記録用紙をもって試験室に行き，ノックしてすぐに入室すること．返事を待つ必要はない．
- 入室後採点用紙を教員に手渡し，速やかに開始すること．開始合図はありません（教員Aを除く）．
- 時間は7.5分です．検査結果記録は検査時間に含まれます（教員Fの場合は4分です）．（教員E：検査6.5分，記載に1分，時間は通知します）
- 教員が途中で「ストップ」といった場合は評価を中断し，「続けて」という合図とともに再開してください．
- タイマーが鳴ったら，テスト終了です．速やかに，検査結果を記載した用紙を提出し，教員のコメントを聞いて，待合室に戻ったのち，省察を記載すること．
- ★ 再試験は，原則として受験順とします．他のテストと重なる場合は学生で話し合い，調整してください．

教員の方へ

- 学生の私語等に反応せず，患者として反応してください．
- 学生が質問した場合は，最低限の回答を答えてください．
- 最後にコメントを与えるとき，採点用紙を学生に見せてください．
- 不合格の場合（不適切3以上），その度に「再」と採点用紙に記載し，用紙を学生に返却してください．合格者の採点表紙は回収してください．
- 右/左麻痺に関しては，あえて記載していません．疲れたら，途中で麻痺側を変更してください．

2007 年度前期前半　身障実技試験　　5月24日（木）　　氏名　　　　No

A 先生のブース　　制限時間　7.5 分

対象者
- 氏名，疾患　　A さん・CVA
- 年齢　　　　　31 歳
- B. Stage　　　上肢Ⅲ，下肢Ⅳ
- 歩行　　　　　杖，AFO 使用で院内自立
- その他　　　　片麻痺，その他の障害なし
　　　　　　　　OT 2 日目，発症後 1 週間
　　　　　　　　全身状態良好

場面設定
（窓）

↓（A さん入室）

（OT 室）

（廊下）

場面
　A さんが OT 室に歩いて入室，椅子と机使用

課題
　DTR：上腕二頭筋反射，膝蓋腱反射，上肢病的反射
　ROM：非麻痺側上下肢

評価

挨拶	適切	不適切				
		不明瞭	視線	早口	表情	他
座位姿勢矯正	適切	不適切				
		姿勢不適切	扱いが雑	実施せず		
説明	適切	不適切				
		長すぎる	わからない	不明瞭	他	
DTR（上肢）	適切	不適切				
DTR（下肢）	適切	不適切				
DTR（病的）	適切	不適切				
ROM（上肢）	適切	不適切				
		（検査法）	簡便すぎる	詳しすぎる	計測していない	他
		（指示）	簡単すぎる	詳しすぎる	わかりにくい	手本等がない　他
		（結果判断）	よく見ていない	不正確	他	
ROM（下肢）	適切	不適切				
		（検査法）	簡便すぎる	詳しすぎる	計測していない	他
		（指示）	簡単すぎる	詳しすぎる	わかりにくい	手本等がない　他
		（結果判断）	よく見ていない	不正確	他	
検査中の言動	適切	不適切				
		多弁	寡黙	不安そう	体調を尋ねなかった	
		丁寧でない	丁寧すぎる	親しすぎる	かたすぎる　他	
検査目的達成	適切	不適切				

★ 先生からのコメントを別紙に書くこと．
★ 省察：大切です．今回の失敗を次に活かすために，しっかり省察し記載しましょう．

図 2　OSCE 採点用紙（教員 A の場合）

Part 3

資料編

I 作業療法教育におけるPBL海外視察

　これまでPBLを取り入れた作業療法教育で先行している外国の大学数校を見学し，それぞれの学校の事情によりさまざまな形態が用いられていることを知った．
　見学した大学，年次，本学からの訪問者数は次のとおりである
① シンガポール，ナンヤン理工学院（2004年，4名）
② カナダ，マクマスター大学（2004年，1名）
③ オーストラリア，ラ・トゥローブ大学（2006年，3名）
④ オーストラリア，チャールズスタート大学（2006年，3名）
　それぞれの大学における滞在時間も異なり，同じ側面をみたわけではないので同じレベルから比較することはできないが，参考になる特徴について順に述べる．

1 シンガポール，ナンヤン（南洋）理工学院

　この学校では，見学の2年前の2002年から作業療法の一部の科目にPBL方式を取り入れたということであった（ハイブリッド方式）．3学年3クラスのPBLを見学した．

❖ 1年生

　60人のクラスを10グループに分けて2人のテューターが指導していた．このクラスは入学したばかりで，作業療法について調べることが中心テーマであった．作業療法と理学療法の違いは何かなど，5つのシナリオからグループで取り組みたいものを1つ選択し，ディスカッションを行っていた．学生たちは非常に活発で，生き生きと楽しそうに進めていた．

❖ 2年生

　1人の教員が30名の学生を担当．クラスを6名ずつ5グループに分けて課題に取り組み，かなり進んだあと，全体発表の前に1グループずつ教員と面接してコンサルテーションを受けるという方式

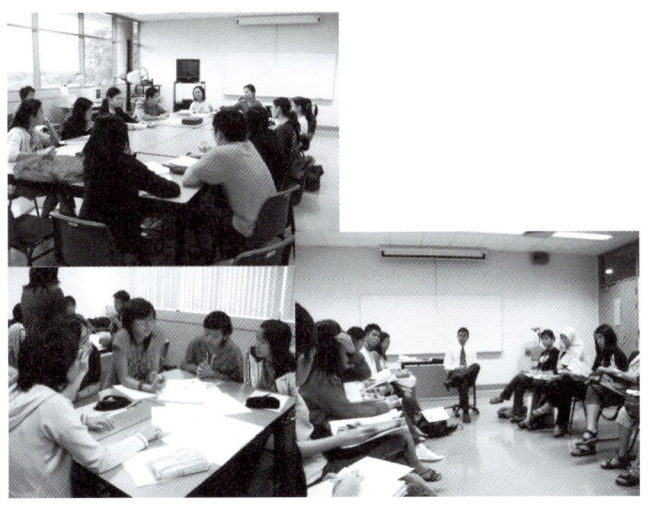

図1 ● シンガポール，ナンヤン理工学院でのPBL風景（2004年8月）

をとっていた．

　このうち，その1グループのコンサルテーションの場面を見学させてもらったが，この学年は非常におとなしい学年ということで，課題への取り組みがあまり進んでいないような印象を受けた．

❖ 3年生

　1人の教員が30名の学生を2グループに分けて，時間をずらして同じテーマについて2回のPBLを行っていた．2つのセッションを見学した．

　1セッション目は関節リウマチを課題とするもので，教員が質問し，学生が調べてきたことを答えるという方式をとっていた．

　もう1つのセッションは臨床実習後のグループで，ある学生が担当したクライエントのケーススタディをシナリオとし，作業療法プロセスの1段階ごとにディスカッションし，方針を考え，そのあとで担当した学生が実際に行ったこと，起こったことを説明し，次のステップについてディスカッションするという方法をとっていた．最終回には，教員がそのクライエントのその後の転帰について，実際に施設に出かけて情報収集してきたことを報告するという，劇的な演出をしていた．このセッションにおいても，教員は全体の進行をリードする教員主導型をとっていた．

　上記を振り返ると，学生数が学年により異なることもあるが，PBL

の形態と進め方はさまざまで，教員が状況に応じて工夫しながら行っていることがわかる（図1）．

2 カナダ，マクマスター大学

マクマスター大学では，作業療法士養成教育は Master of Science program in Occupational Therapy〔MSc（OT）コース〕として行われており，他の分野ですでに学士をとった学生が2年間で MSc（作業療法士）免許を取得することになっている．基本的に全面的に PBL 方式で教育されている．

大学内には解剖学や生理学の担当教員がおり，たとえば学生が PBL のケースを通じて脳の解剖について情報が必要だと思えば，その教員に連絡をとると，そのグループを対象にレクチャーを開講する仕組みとなっている．

専門科目によっては導入部に全クラスを対象とするレクチャーが行われることがあるが，全体的には PBL テュートリアルによって行われる．

PBL では，1グループ7～8人の学生がテューターとして登録されている地域の臨床家の職場へ出かけ，会議室でテュートリアルを行う．シナリオはその臨床家のケースである．臨床家約50名とそのシ

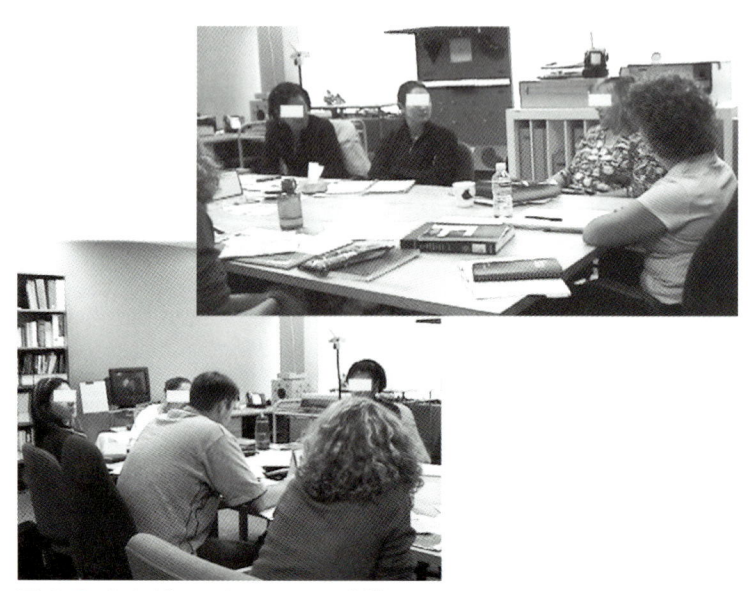

図2● カナダ，マクマスター大学でのテュートリアル風景
　　　（臨床家の職場を会場に，2004年10月）

ナリオが登録されており，どのシナリオにするかは学生が選ぶ．

PBLの流れとしては，まず学生がリーダーを決め，その日の流れを全体で確認し，その日の問題の確認，その後の予定とその日にどこまでするかを確認する．次に1人ずつ調べてきたことを報告し，ディスカッションして，テューターがアドバイスをするという手順で進める．すなわち，発表 → ディスカッション → テューターの質問 → コメントという手順である．

最後にその日のセッションの振り返りをする．まずよかった点を率直に誉め，その後，鋭く具体的な事柄を取り上げて不適切な点などを指摘する．

1ケースは，平均4～6セッション（1回2時間半）で終了する（図2）．

3 オーストラリア，ラ・トゥローブ大学

1学年の定員が120名の学部と，他領域で学士を取得した学生のための2年間のコース（Master of Occupational Therapy Practice；MOTPrac．定員15～25名）があり，後者のみでPBLを行っている．

❖ 1年生のPBL見学

学生7名とテューター1名で1グループとなり，同じ時間帯に隣室にてもう1グループがテュートリアルを行っていた．時間は9時半～12時までの2時間半．

1人の学生がリーダーとなり，同時に白板への記録係も務めつつ，表1の手順に沿って実施していた．

テューターは温かく進行を見守り，学生の意見を聞き，うなずきサポーティブに接している様子が印象的であった（図3）．

表1 ● ラ・トゥローブ大学でのPBLの手順
　　　　（ラ・トゥローブ大学の資料より，一部追加）

①この課題について感じたこと，考えたことを挙げる．
②わからない言葉はあるか？　何か？
③この課題について理解するうえで，これまでに蓄えている知識はあるか？
④シナリオの問題についてブレインストーミングを行う．
⑤ポイントとなる問題は何か決める．
⑥これから調べる問題の優先順位を決める．
⑦個々の問題についての学習計画を決める．
⑧グループメンバー全員がこの学習計画を理解し，賛成していることを確認する．
⑨全員が調べる学習課題（学習目的）と分担する学習課題を決める．
⑩どのような情報源があるかブレインストーミングを行う．

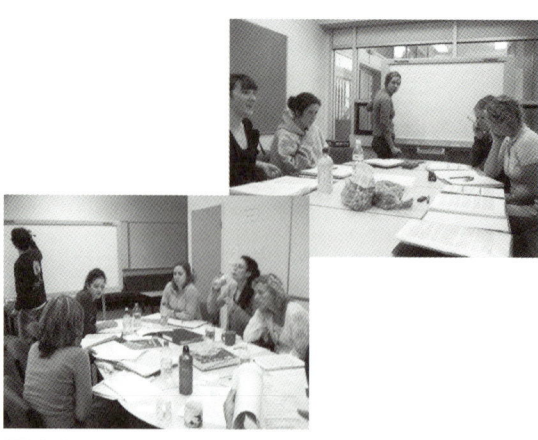

図3 オーストラリア，ラ・トゥローブ大学でのPBL風景（2006年3月）

4 オーストラリア，チャールズスタート大学

　この大学では，訪問時期と時間の関係で見学はできず，資料収集と意見交換をした．

　次の点に関する情報が大きな収穫であった．

① グループでPBLを行ったあとにクラス全体でグループ発表を行うが，この発表では個々の学生がどのように学んだかは把握できない．そこで1つの課題ごとに全員にレポートを書かせ，それによって個人の成績を評価している．

② 学生自身にPBLのシナリオを書かせ，そのケースに対する介入目標，計画を書かせるという課題を与えて興味をもたせ，考えを深めさせている．

● 参考文献

1）田丸あき子，宮前珠子，山崎せつ子，他：PBLテュートリアル教育の実施形態―海外3養成施設作業療法専門教育の場合．リハビリテーション科学ジャーナル 2：53-57，2006
2）田丸あき子：McMaster University 出張報告．作業療法士養成教育のための問題基盤型学習に適したケースシナリオの開発 資料集vol. 2，pp1-13，2004年度聖隷クリストファー大学共同研究，2006
3）田丸あき子，宮前珠子，山崎せつ子，他：Australia大学視察報告．作業療法士養成のための教育方法に関する研究，pp1-13，2005年度聖隷クリストファー大学共同研究，2006

おわりに

　PBLを授業に導入することは，自分がこれまで試行錯誤を重ねて固まったスタイルをいったんゼロに戻すことを意味しており，筆者には大変勇気のいることであった．限られた時間のなかで「学生は本当に必要な知識や技術にたどりつけるのだろうか，主体的な学習という名のもとに，ゆとりの時間を与えるだけではないだろうか」というさまざまな思いが頭をかけ巡り，葛藤のなかでのスタートであった．しかし，その葛藤はすぐに杞憂であったことに気づかされる．PBLを通して学生が収集した情報量は，筆者の想像をはるかに超えていた．こちらの狙いが，"重要学説を提唱した人物名を特定すること"だとすれば，学生はその内容とともに人物の写真つきの資料を発表レジュメに掲載してくる（筆者も写真までは見たことはなかった人物である），明らかに学習することを楽しんでいる様子が伝わってくる．

　"シナリオの内容がおおざっぱすぎるのではないか"と感じる読者もおられるかもしれないが，あえて情報を最小限に留めることで，創造的で主体的な学習活動の下地ができるのである．時には方向性がズレたり，枠からはみ出しすぎてしまう場合もあるが，その際には，学生自らが適切なポジションを見つけられるように方向づけすることが，教員の役割となる．**"決して答えを教えるのではなく，学習のきっかけ作りと，途中の道標を示すことに徹する"** のである．PBLによる資料収集と情報を統合する過程は，そのまま予習として機能するため，学生はその後の講義にゆとりをもって臨むことができる．教員は学生の努力の過程をねぎらいながらポイントを解説し，学生は自らの学習成果とトライ・アンド・エラーの確認をしながら聴講することになる．これがより深い理解と知識の定着につながる．

　ここ数年，他学科の教員から「作業療法学科の学生は授業のなかでよく発言するね」という声をいただくようになった．おそらく，PBLでのディスカッションが少なからず関係しているのであろう．作業療法士に求められるコミュニケーション力は，昔も今も変わらない．しかし，葛藤経験や失敗体験をしづらい時代に生きてきて，これまでの基準を満たすように求められる学生に，戸惑いがみられ

問題対処への未熟さが露呈することは仕方のないことのように思える．PBLのディスカッションは，このような対処能力を伸ばすことにも一役買っていると感じることがある．

　全体を改めて読み直してみたとき，各章には執筆者一人ひとりの工夫が表れ，筆者自身の実践はあくまでも1例にすぎないことに気づかされる．掲載されたシナリオも，順次，最新のものに書き換えられていくであろう．道半ばでの執筆のため，読者には不便をおかけする点も多々あると思われるがご容赦いただきたい．本書が少しでも作業療法教育実践の参考になれば幸いである．

　2013年3月

新宮　尚人

索引

欧文

A
ADL；activities of daily living　27
　──の自立　27
andragogy　4

C・F・G
case-based　130
COPM；Canadian Occupational Performance Measure　36

Frame of reference　28

GIO；general instructional objective　117

I
IBL；inquiry-based learning　117
ICF；International Classification of Functioning, Disability and Health　28, 55, 99
ICIDH；International Classification of Impairment,Disability and Handicap　55, 99

N・O
new long stay　54

objective　151
OSCE；objective structured clinical examination　151
OTIPM；occupational therapy intervention process model　29

P
PBL；problem-based learning　1
　──, 海外の大学における視察　156
　──, 作業療法学概論における　10
　──, 身体障害の作業療法における　26
　──, 精神障害の作業療法における　54
　──, 発達障害の作業療法における　79
　──, 老年期の作業療法における　97
　──のカリキュラム　145
　──の環境　144
　──の講義　147
　──の体験記　126
　──の利点　24
PBLカリキュラム　145
PBL授業の実践　131

S
SBOs；specific behavioral objectives　117
skill lab　45, 147
SP；simulated patient（模擬患者）　44, 137

和文

あ行
一般目標　117

イラスト化, 患者像の　71
医療教育カリキュラムモデル　4

か
介護報酬　110
介護保険制度　97
介護老人保健施設　97
介入, 作業療法の　71
回復モデル, OTIPMにおける　30
学習のピラミッド　1
家族, 発達障害をもつ子どもの　80
課題解決過程　128
課題学習型　143
課題抽出過程　128
カナダ作業遂行測定　36
還元主義的作業療法　27

き
客観性　151
客観的臨床能力試験　151
教育目標分類（タキソノミー）　5

け・こ
形成的評価　131

行動目標　117
国際生活機能分類（ICF）　28, 55, 99
五大疾病　54
個別リハビリテーション　98

さ
作業, 作業療法で扱う　27
作業療法介入プロセスモデル　29
作業療法学概論　10
作業療法教育, メディアを利用した　42

し
自己学習　129
視聴覚教材　148
シナリオ
　──に基づいた授業例　133
　──, 老い　103
　──, 気分障害（うつ病）　66
　──, 作業療法士（老年期のOTにかかわる）　109
　──, 重症心身障害児　84
　──, 障害児が成人へと成長する過程　87
　──, 神経症性障害（パニック障害）　60
　──, 身体障害の　35
　──, 精神障害の　60

シナリオ
　　――，脊髄損傷　40
　　――，喪失　103
　　――，統合失調症　63
　　――，トップダウンアプローチと
　　　ボトムアップアプローチ　104
　　――，脳卒中　35, 106
　　――，パーキンソン病　133
　　――，発達障害の　84
　　――，老年期の　103
シナリオ作成　42
　　――のコツ　138
社会生活機能評価　71
社会的困難さ　101
重症心身障害児　84
自由発展型　143
授業，動画を用いた　43
授業構成　132
授業展開，精神障害作業療法の
　　PBLにおける　68
授業風景　132
授業例，シナリオに基づいた
　　　　　　　　　　　　133
少人数グループ制　129
症例基盤型　130
人道主義　26

す・せ・そ

スキルラボ　45, 147

成人学習理論　131
成人教育学　4
精神障害の作業療法　54
　　――のPBLにおける授業展開
　　　　　　　　　　　　68
精神保健医療福祉　54

総括的評価　131
双方向性の講義　139

「育てる」こと　81

た・ち・つ

代償モデル，OTIPMにおける
　　　　　　　　　　　　31
タキソノミー（教育目標分類）　5

知識伝授型学習　32
チャールズスタート大学のPBL
　　　　　　　　　　　　160

通所リハビリテーション　109

て

デイケア　109
テューター　126
　　――のあり方　23
テュートリアル　126

と

動画を用いた授業　43
当事者の視点　72
読解，自己学習における　140
トップダウンアプローチ　29
トライ・アンド・エラー　69

な 行

ナンヤン（南洋）理工学院のPBL
　　　　　　　　　　　　156

脳血管障害　132
脳卒中モデル　100

は

パーキンソン病　132
ハイブリッド型講義
　　　　　　　117, 128, 147
廃用症候群　98
廃用症候群モデル　100

発達障害　79
　　――の作業療法　79
発達障害者支援法　79

ひ

ビデオ教材　149
評価　138
　　――，作業療法の　71

ふ

ファシリテーションテクニック
　　　　　　　　　　　　27
ブロック式，カリキュラム
　　　　　　　　　127, 145

ほ

ポートフォリオ　129, 134
ボトムアップアプローチ　29

ま

マクマスター大学　3
　　――のPBL　158

も

模擬患者　44, 137
問題基盤型学習（PBL）　1

ゆ

ユニット式カリキュラム
　　　　　　　　　127, 145

ら 行

ライフステージ　81
ラ・トゥローブ大学のPBL　159

臨床実習　142

老年期の作業療法　97